U0278496

残障肯定疗法

Disability−Affirmative Therapy

心理治疗中关于残障来访者的概念化模板

[美]罗达·奥尔金（Rhoda Olkin）著　朱浚溢 译

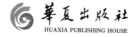

华夏出版社

HUAXIA PUBLISHING HOUSE

献给我的父母英格拉姆·奥尔金（Ingram Olkin）
和安尼塔·奥尔金（Anita Olkin）

推荐序一

十几年前，我曾参与残障社群的性教育工作，当时社群里说的让我印象最深的一句话是："没有我们的参与，不要做关于我们的决定。"

社会边缘和弱势群体，不是被忽视，就是被"救助"，而"救助"者通常来自主流社会。如果主流群体从自己的视角出发，则往往无法真正帮助到弱势群体，甚至会进一步固化其弱势身份，给他们造成新的伤害。

比如，主流文化建构的"残疾"一词，是从"疾病"或"缺陷"的视角定义残障人士的。而当我们使用"残障"这个词汇的时候，我们不再突出残障人士自身的"疾病"，而开始关注他们在社会生活中遇到的障碍。近年来，残障社群有人提出用"有障人士""受障人士"来取代"残障人士"，同样是从以残障者为主体的视角出发，聚焦于社会层面给这个群体带来的障碍，如公共政策的制定、公共空间的设置等等。这一视角，是真正能为残障人士增能赋权的视角。

心理咨询也是一样的。如果心理咨询师处于主流社会的视角，我很担心这会加重残障来访者的困境，强化残障人士的心理问题。心理咨询如果想真正减少"障碍"，就需要残障者的参与。这不是说只有残障的咨询师才能够给残障来访者做咨询，而是强调无论心理咨询师自己是否属于残障人士，都要更新针对残障的旧观念，通过世界卫生组织提出的"生物—心理—社会"模式来全面理解残障及其造成的问题与障碍，才能够以公正的态度帮助残障来访者。

作为国内第一本针对残障人士的心理咨询用书，本书的出版对于残障社群和心理咨询界无疑都是一件大喜事。作者和译者均是残障人士，真正体现了"没有我们的参与，不要做关于我们的决定"这句话的宗旨。作者创造性地提出了九个模块的技术，让心理咨询师能够更精准地站在残障来访者的立场上，更好地完成残障来访者的个案概念化。

译者浚溢邀请我为本书写序，他说第一次听到"肯定性咨询法"这个概念就是因为读了我写的《肯定性咨询法》一书。而我看到《残障肯定疗法》这个书名也非常激动，"肯定"的概念延伸到了残障人士心理咨询的领域，令人兴奋。我的书《肯定性咨询法》因为书名曾引起过批评，反对者说：心理咨询主张价值中立，怎么可以"肯定"？我当时的回应是：任何助人的工作都应该以促进社会公正为己任，对社会弱势群体，就是要旗帜鲜明地给予支持和肯定，为他们增能赋权，这才是真正的公正。对残障人士，当然也是如此。

期待这本书可以成为每一位心理咨询工作者的案头书，这将是开启"公正"的第一步。

方刚

学者，作家，研究领域涉及性与性别、心理咨询、青少年教育等

出版有《肯定性咨询法》等 80 余部著作

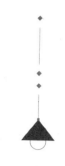

推荐序二

"你是自己来的咨询室吗？真是太厉害了！"

"你要不要试试新的康复疗程？会有改善的。"

"你是不是想多了？亲密关系的困难可能和你的残障无关。"

心理咨询师的内心升起了疑惑：为什么来访者戴了助听器还是听不清自己说的话？

在我们的文化中，残障往往被视为个人问题，是一个需要"被解决"的麻烦。在这样的社会环境中，没有接触过"残障肯定"视角的心理咨询师，很容易带着各种偏见和盲点来接待残障来访者，甚至从未设想过自己会遇到残障来访者，也不知道如何与他们讨论与残障相关的问题。

我也是在接触"残障肯定"视角的过程中，才逐渐意识到自己因为身体暂时无障碍而享有的各种特权：我可以轻松进入大多数公共场所，几乎从未注意过所处场所是否有坡道、门槛或自动门；我从未因为身体能力而受到过额外的关注、质疑或歧视；在求职或购买医疗保险时，也从未担心过会因身体状况而被拒绝或刁难。"残障肯定"视角让我深刻体会到：健全人的特权不仅是享有额外的福利，还是不会遭遇障碍和阻碍。

目前我国心理咨询行业对"残障肯定"视角的了解几乎为零，正如本书译者浚溢提到的："我国有近一亿的残障者，但与之相关的心理咨询著作却几乎难觅踪影。"在这样的背景下，期望心理咨询师们不带偏见地接待残障来访者是不切实际的。而改变现状的第一步，就是让我们这样的心理咨询师看见我们的盲点并承认我们是有偏见的。

希望浚溢翻译的这本《残障肯定疗法》能够为我国的心理咨询师同行们提供一个宝贵的契机，帮助我们填补接待残障来访者的盲区，让更多同行能以更加肯定、更加尊重的态度去支持残障群体的心理需求。让弱势群体能够有尊严地活下去，是"残障肯定"视角和女性主义理论的共同愿景。

宋歌

美国理海大学咨询心理学博士

女性主义疗法的实践者与推广者

目　录

CONTENTS

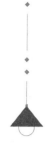

第一章
基本原理与定义

基本原理

为什么需要一本专门论述"如何为残障来访者提供心理治疗"的书呢？主要原因有以下几个方面：

- 所有心理治疗师都难免会遇到残障来访者。在美国，残障人口占总人口的 19%（http://census.gov），而且在某些地区（美国南部）、某些族群（美洲印第安人、非裔美国人）和某些经济阶层（低收入阶层）中，残障人口占其相应总人口的比率会更高。另外，有大约 50% 的家庭直接受到其成员的"残障"的影响（Olkin, Abrams, Preston, & Kirshbaum, 2006）。

- 大多数心理治疗师都没有接受过相应的训练（Olkin &

Pledger, 2003），对残障群体也很不了解（Strike Skovholt, & Hummel, 2004）。在美国，在研究生的临床培养计划中，通常会有一门关于"多样性/差异性"的课程，这门课程中可能会有一节课专门针对残障者。学习这门课程的人会听到一些关于智力发育障碍等主题的讲座，还会学习到一些进阶精神病理学的知识（包括诊断分类）。但是，关于残障者的内在心理、社会心理、家庭脉络，以及与之相关的经济、政治和法律方面的内容通常没有涉及。另外，心理学家指出，没有经过专门训练的人一般来说对残障的态度会比较负面（Castaneto & Willemsen, 2006），而且他们对残障的偏见也没有机会得到消除。

· 心理治疗师和大多数人一样，对残障者的态度与对非残障者的态度相比，总体来说更负面（Dunn, 2015；Wright, 1988）。事实上，强调病理学训练的临床心理学培养计划还可能进一步强化残障者是"异类"的负面观念，这对临床工作会产生不利影响。因此，在使用残障肯定疗法（Disability-Affirmative Therapy, D-AT）之前，"自我检查"是非常必要的。

· 为残障来访者提供心理治疗的心理治疗师需要具备相关的残障知识。残障有很多种类，我们不可能了解所有种类的残障的细节，但是对残障总体上有一个普遍的基础性认知是非常重要的。有了这个认知，我们就可以进一步了解残障来访者及其家庭的具体情况。

- 在残障肯定疗法的应用过程中，需要特别留意某些常见的治疗技术与设置。那些我们已经熟练应用在非残障来访者身上的介入方法，可能对于残障来访者具有不同的意义。例如打开门、关于性的提问、填写抑郁相关量表等，即使是简单的行为，对于残障来访者而言，背后都可能有一个不简单的"包袱"——也就是过去的社交互动经历。每一个"包袱"都各不相同，但共性是都与残障有关。

- 心理治疗师需要了解残障文化与残障社群（Olkin, 1999）。如果治疗师是非残障者，那么与残障者的工作就属于"跨文化"（Gill, 1994），这意味着治疗师将更有可能做出有偏差的诊断或"个案概念化"，进而导致不适当的治疗。因此心理治疗师需要去了解残障文化来减少这些风险。

本书重点

与残障相关的知识体系非常庞杂，例如致残的缘由有很多种，伤残的分类也有很多种，而且不同残障种类之间的差异也非常大。在此申明，我并不一定具备所有相关知识，我也不认为残障肯定疗法适合所有残障来访者。基于过去的工作经验，我最熟悉的是身体障碍（包括显性的和隐性的）、视力障碍和精神障碍，而我与听力障碍者、认知障碍者和智力障碍者一起工作的经验较少。不过我认为，不论具备的知识与经验如何，理解残障来访者的关键是，我们需要通过残障者本人来获取关于他们的第一手信息，进而与他们合作完成适当的个案概念化——这样的个案概念化，可以帮助我们避免低估或夸大残障的影响。

一方面，不同残障者之间有很多差异，但另一方面，我想回过头来强调一下，不同残障者其实也有很多惊人的共通之处。例如，残障者都有类似的与医疗人员互动的正面或负面经验，他们也都需要关注自己不同的能量水平，都会面临能力被低估、被标签化对待等相似的残障污名与歧视。

我们都知道，好的心理治疗需要建立在正确理解来访者及其问题的基础之上，也就是所谓的"个案概念化"。而残障肯定疗法提供了一个为残障来访者服务的个案概念化模板。应用这个模板，治疗师就可以在围绕残障展开工作时，更有效、更系统地搜集并整理信息，从而能够基于个体和家庭脉络更全面地理解残障，并且明确治疗方向。因此，残障肯定疗法并不是一个"治疗处方"，也不是一个流程化的"治疗程序"，而是一套个案概念化工具。

残障肯定疗法（D-AT）模板概述

残障肯定疗法主要由两个部分组成。第一个组成部分是心理治疗师需要和残障来访者及其家庭成员共同探讨的九个模块，其中包含了与残障有关的几乎所有方面。这可以帮助治疗师正确地理解残障对来访者的生活所造成的真实影响，形成适当的个案概念化。有学者指出，人们经常在残障者身上只看到其残障的部分，而忽略他们其他的重要部分（Wright, 1983）。同样，治疗师也可能只从残障的角度看待来访者的症状。残障肯定疗法可以帮助治疗师和来访者一起以"既不低估也不夸大"的视角来看待残障，从而使心理治疗更好地进行。

第二个组成部分是心理治疗师对残障的立场与态度。这些立场与态度涉及残障学研究、同志肯定疗法的相关原则、女性主义疗法、残障自立生活运动以及对多元文化族群的重视。持正确立场与态度的人认为，残障是一种自然存在的现象，我们不必极力避免它；残障的问题，是社会建构的结果，我们可以用世界卫生组织提出的生物—心理—社会模式来全面理解残障及其造成的问题与障碍。

在心理治疗中，治疗师对来访者的个案概念化与来访者对自己的理解这两方面是否能达成一致，对能否产生好的治疗效果非常重要（Wampold & Imtel, 2015）。残障肯定疗法可以促成治疗双方形成一定的"一致性"，使双方共同看待来访者的残障经历中的关键点，以及这些经历对来访者的功能、症状以及人际关系的影响。残障肯定疗法不是一种治疗理论，而是一个了解特定来访者的过程性指导过程。因此，它并不能取代治疗师本身的理论取向。残障肯定疗法可以被视为一个包含了共同因子和共通原则的可塑性模板。治疗师可以详细地丰富这个模板里面的内容来配合自己原本的治疗理论，同样也可以仅仅使用这个模板的框架来直接指明治疗方向。打个比方，它就像是可可粉，你可以单独使用它，也可以将它混入其他原料中，制作出各种不同的甜点。

心理治疗师在治疗残障来访者的过程中，除了使用残障肯定疗法，也需要其他多元视角的模板（Bryan, 2007）。这对于全面了解任何一个来访者都是如此。治疗师要能够用多元文化的视角看待残障议题，不要因残障而忽略了来访者的性别、年龄、种族、宗教、性取向和社会经济地位等其他因素。这些因素也都不能单独考虑。它们是交互作用的，共同形成了治疗师理解来访者的背景脉络。

残障肯定疗法这个模板可能比较容易和某些理论流派结合，但这只是经验之谈。我在这本书中会比较多地提到女性主义疗法、认知行为疗法、心理动力学理论、家庭系统疗法和医学家庭疗法等。

残障肯定疗法并不会直接告诉你如何治疗残障来访者，包括治疗介入的策略、程序、具体技术、家庭作业和目标等。心理治疗师要把自己的理论取向与受训经验作为治疗的基石。要成为一名优秀的掌握残障肯定疗法的心理治疗师，首先需要成为一名优秀的治疗师。残障肯定疗法同样需要有治疗的共同因子、稳固的治疗关系以及持续的监测评估才会起效。

本书的章节安排是根据残障肯定疗法的九个个案概念化模块来构建的。我们可以把这些模块想象成鸡蛋、面粉、糖、巧克力、黄油和牛奶等配料，用它们最终制作成一个"残障肯定疗法"大蛋糕。我从第三章开始，会以一个贯穿全书的案例来详细阐述这九个模块。这个案例的主人公具有多元身份的交叉性，他是一个先天残障、社会经济地位较低且具有宗教信仰的同性恋白人。

熟悉我之前的书（Olkin, 1999）的读者朋友，可能会认为有必要回顾一下我之前那些书的内容。但其实没有必要。在我写之前的书时，残障肯定疗法还在发展初期，那些书的内容主要是协助治疗师从残障"局内人"的视角看问题。而本书则第一次完整地呈现了残障肯定疗法的理念和实践经验。

在本书中，残障肯定疗法的九个模块如下：

- **残障现状**。尤其是疼痛、疲劳、睡眠和跌倒等因伤残与疾病后遗留下来的问题；

- **个人发展史**。尤其是残障对个人及其家庭在发展过程中产生的影响；

- **残障模式**。包括来访者自己、父母、伴侣及治疗师所持的道德模式、医疗模式、社会模式或者生物—心理—社会模式等；

- **交叉背景**。包括与来访者的其他身份或文化背景交叉的残障经验；

- **残障文化与社群**。包括来访者对此的了解与参与程度；

- **微歧视及其影响**。包括残障来访者是如何应对的；

- **社交与友谊**。尤其是残障是如何影响来访者目前的社会互动的；

- **情感处方与禁令**。包括来访者对"应该哀伤""应该保持坚强和乐观"以及"不应该生气"等这些被强加于身的信息是如何应对的；

- **家庭与亲密关系**。包括来访者目前的性与亲密关系的情况以及残障对它们的影响。

对残障来访者知多少

在美国，大多数关于残障心理治疗的实证研究文献都来自"康复心理学"这个被心理学专业机构认可的分支领域。这一领域主要研究的是和伤残损伤与慢性疾病相关的问题。一般来说，中途致残后，住院接受治疗的病人大多会接受康复心理治疗。这些治疗通常是短期的，主要目标是帮助患者完成残障初期的适应。正因为康复心理学家是这些患者成为残障者之后首次接触的心理治疗师，所以正确理解残障肯定疗法并将其纳入康复心理学的干预过程是至关重要的。康复心理学家可以为那些"新"残障者提供的最好的支持之一，就是帮助他们理解他们因致残而导致的生活圈的改变，并让他们为此做好心理准备。

另外，康复心理学家的工作也涉及残障者因中途致残或慢性疾病而将面临的长期适应任务，这正是残障肯定疗法所擅长的。因为残障肯定疗法的主要目标是帮助残障来访者在长期的残障生涯中提升生活品质，而非仅仅完成初期的适应。因此，我认为残障肯定疗法对于康复心理学和临床与咨询心理学的学生都非常重要。不管是在临床实践中纳入残障肯定疗法的模板，还是在课堂中研讨相关的知识，对这些学生都很有帮助。

在本书的第二章，读者可以看到一些与残障门诊病人的心理治疗相关的质化和量化研究结果。关于残障肯定疗法，我也借鉴了很多前人的思想。在本书的其他地方，也有很多文献资料可以帮助你找到与你的学习或实践相关的内容。我还在本书中放入了一些我与同事一起开发的相关测量工具供各位使用。这些工具有些已得到较好的验证，有些还没有，我希望读者们能够在我们的基础上继续拓展与研究。最后，如果想要阅读我关于残障的其他论著，可以参见附录[1]。

术语界定

"以人为先"还是"以残障身份为先"

描述他人的语言，会影响我们看待这些人的方式。例如，一个女人被称为"小妞""婆娘""小姐""女士""女孩"还是"妇女"，背后都反映并塑造了社会互动中固有的权力关系。在残障领域，不同国家和地区对残障者有着不同的称呼倾向，其背后也都有着各自的价值依据。在美国，人们倾向于使用"以人为先"的残障称呼，例如"person with a disability"。而在英国，人们倾向于使用"以残障身份为先"的残障称呼，例如"disabled person"。还有些国家会使用新创造的术语，例如"diffability"。[2]在本书中，我主要使用的是"以人为先"的残障称呼，因为在美国，目前媒体与公众还不能充分认识"以残障身份为先"的语言的意义。目前仍然有很多媒体会使用强调"残障"而非强调"人"的语言，背后反映的是他们对"残障权利运动"的无知，而不代表他们已经

1　本书附录和参考文献的电子版在"正向改变"公众号上可免费下载。有需要者请关注"正向改变"公众号。

2　在中文中，也有很多关于称呼的讨论，目前最受社群支持的是以"残障"代替"残疾"，来突出造成问题的不仅仅是"残"，还有来自外界各方面的"障碍"。——译者注

跨越了"以人为先"的阶段。因此，我在此使用"以人为先"的语言是想推动媒体改变，并且和媒体使用的过时的语言划清界限。只有当媒体真正认清了"以人为先"的语言的利弊之后，我们下一步才会转向"以残障身份为先"的语言。值得注意的是，目前，美国心理学会（American Psychological Association, APA）对于出版物的建议是使用"以人为先"的语言。关于残障语言的使用，读者可以进一步搜索到一些很好的研究材料（Dajani, 2001；Dunn & Andrews, 2015）。

伤残、残障和障碍

世界卫生组织（WHO, http://www.who.int/en/）使用不同的术语来界定"健康"的不同层面。"伤残"（impairment）指的是在心理、生理或解剖学结构与功能上的任何缺陷或异常。"残障"（disability）指的是在"伤残"之后遭遇的能力限制，例如行动不便或不能做出一些常规动作。"障碍"（handicap）指的是有伤残的个体在社会上遇到的各种限制、阻碍与不利情形。拿我自己举例，我的"伤残"是脊髓灰质炎导致的肌肉麻痹。它造成了我的"残障"，也就是行动能力方面的困难。于是，最终我会在社会上遇到以下"障碍"：物理障碍（例如无法进入某些场所）、社会互动障碍（例如被污名影响而受到歧视）、经济障碍（例如不得不自掏腰包对住所进行无障碍改造）、法律障碍（例如无障碍停车权利经常被侵犯）和政治障碍（例如政府部门中缺乏残障者代表）等。

健全主义、残障歧视主义、内化健全主义

"健全主义"（ableism）指的是崇尚健全身体的价值观，对残障者有所歧视、有偏见，进而对残障者造成了不利的影响。它有时是有意的，例如某航空公司拒绝对其网站进行无障碍优化；有时是无意的，例如随手把货物堆积在无障碍更衣室门口；甚至有时是善意的，例如特意在靠近演讲厅后门的位置安排了轮椅席，但此举却限制了残障者的活动空间与自主选择权。在"健全主义"的价值观中，健全的身体才是正常的、标准的以及受欢迎的；相反，残障者的身体是异常的、有偏差的和不受欢迎的。

"残障歧视主义"（disablism）用来描述当这个社会及环境是以"健全的身体"为标准来设计与发展的时候，使具有"异常身体"的残障者处于不利地位的现象。例如设计者假定全社会的人都是健全的，就会按照健全身体的标准来设计区域（包括建筑物等物理层面和社会人文层面），导致最后残障者无法进入这些区域。另外，残障歧视主义还会贬低残障者的价值，并忽略残障者的声音。最后，残障歧视主义还会体现在日常用语与媒体语言中。人们习惯将"残障"与"负面"联系在一起，经常会用一些残障者的身体状态来比喻生活中负面的事情，例如"都是那辆瘫痪的车阻碍了交通！"之类的。

"内化健全主义"（internalized ableism）指的是人们在内在认同了健全主义带来的压迫，也就是残障者自己也认同了残障者是低人一等的相关信念与态度。高度内化的残障者会极力与其他残障者保持距离，并努力让自己看起来是健全的。

残障歧视主义一词，是比照种族主义、性别主义等术语创造出

来的，因为它们都涉及对相关少数族群的偏见。具体可以参考以下这个来自英国 SCOPE（一个专注于脑瘫患者的残障者机构）的定义（http://www.prettysimple.co.uk）：

> 残障歧视主义认为残障者是低人一等的，并且不会做出合理调整以保障残障者的应有权利，因而造成了对残障者的歧视、压迫与虐待。

然而，将残障歧视主义与种族主义、性别主义以及恐同主义进行类比的时候，也要注意它们的不同之处。正如英国知名残障学者汤姆·莎士比亚所述：

> 与其他受压迫的群体相比，残障者的确经历了相似的社会排斥、被贬低、贫穷与受歧视的过程。但与黑人、女性或同性恋者不同的是，他们还有生理或心理上的伤残与缺陷等内在劣势。区分这一点是非常重要的（Shakespeare, 2004）。

这是一个重要的区别，因为有些人错误地认为拥护残障的社会模式（认为残障是社会建构的问题）就表示忽略了伤残本身带来的困扰。拿我自己举个例子。当我用双手使用拐杖来辅助行动的时候，如果有另一个东西需要我拎着，我就会用牙齿咬住它。这是我顺应身体的需求而做出的行为，和我的伤残有关。我认为残障者要实现与非残障者的平等，必须获得更多资源。仅仅针对残障者实施一些消除障碍与歧视的弥补措施是不够的，我们必须重新分配资源。

肯定

"肯定"（affirmative）这个词语有同意或认可的意思，它被用在同志肯定疗法中，因此我也将之用在残障肯定疗法中。本质上这是为了传达这样一种理念：拥有残障者（或性少数者）这样的身份的人，可以用积极的视角来回应污名，因为这些身份代表着与健全人（或异性恋者）存在一种差异，而不是相对健全身体（或异性恋者）来说的偏离与异常。因此，在使用残障肯定疗法来进行个案概念化时，必须考虑来访者关于污名、权力、压迫和歧视的经历及其对个体与家庭或社群的影响。常见目标包括赋能、减少内化的污名以及污名管理。

能动性与赋能

"能动性"（agency）指的是让自己和家庭积极地参与自身的医疗与健康照护过程及相关活动，包括与医疗系统和社群的互动（McDaniel, Doherty, and Hepworth, 2014）。"赋能"（empowerment）是指帮助来访者觉知自身的能动性，并帮助他们去加强和充分使用它。

微歧视

"微歧视"（microaggressions）指的是在日常生活中那些来自语言、非语言或环境中的带有轻视、排斥意味和侮辱性的信息。这些信息无论是有意的还是无意的，都会给边缘群体传递带有敌意、贬低或负面的信息（Sue, 2010）。

对残障的回应、对残障的适应及对残障的接纳

这三个说法很相似，但它们还是有一些不同之处的（Dunn, 2015）。首先，通常在中途致残的情况下，我们才会用"对残障的适应"（adaptation/adjustment to disability）这个说法。如果一个残障者的伤残是先天的，那么它本来就已经是其"自我"的一部分了，无须去适应。这也是先天残障者对残障的接纳度更高的原因（Dunn, 2015）。而对于后天残障者来说，他们在致残之后，需要重新认同新的自我、身体意向、身体功能以及价值观等（Dunn, 2015; Wright, 1983）。"适应"的关键指标是指是否对当下与环境的互动感到满意。因此，残障者建设性地思考在残疾后可以做些什么以及训练哪些能力，比起关注身体的变化来说更重要（Dunn, 2015）。思考内容可以涉及以下方面：独立程度、日常生活中主动解决问题的能力、对自身的优势与不足的认识、正面的自我概念和自尊、自我掌控感、与人文或物理环境互动的能力以及投身于社会、职场与休闲活动的能力（Dunn, 2015）。"对残障的接纳"（acceptance of disability）指的是将残障纳入自我概念之中（Wright, 1960, 1983）。这不是指无奈地顺应，而是客观地接受身体伤残及其带来的现实影响。我认为，残障者在生命历程中，可能有时候处于接纳的状态，有时候处于不接纳的状态，状态可能会随时间流逝而反复变化。因此最后，我想说的是我个人更喜欢使用"对残障的回应"（response to disability）这一说法。这种说法表示我们在不同年龄阶段或者不同的生活环境中，需要不断地重新评估残障对我们的影响以及我们是如何回应的。例如在高中时期和在职场工作阶段，相同的残障状

态可能会伴随不同的心理社会状态。同样，我们的自我认同与自我概念也会在人生的不同阶段，与残障交织出不同的篇章。

生活质量

"生活质量"（Quality of Life, QOL）是用来评估人们的生活品质的常用指标（Crewe, 1980）。世界卫生组织将健康定义为"一种生理、心理和社会等全方位的健康状态，不仅仅是没有疾病而已"（Bech, 2012）。因此，生活质量这一指标包含了多个维度（Atwal, Spiliotopoulou, Colman, et al., 2014），且具体内容不一（Veenhoven, 2013），因而它的评估方式也多种多样。我们可以从健康状态、收入水平、教育程度、社区犯罪率、环境污染程度、住房水平、社区资源等维度来对其进行客观评估，也可以从社会、家庭、职场中的生活满意度、幸福感、积极 / 消极情绪等维度来对其进行主观评估（Sirgy, 2012），还可以针对更具体的维度来对其进行单方面的评估，例如仅仅衡量与身体健康有关的生活质量。另外，有学者还曾提出一个涵盖了"内在、人际、外在"三个维度的功能水平的生活质量模型（Livneh & Martz, 2012）。此外，生活质量也被认为与心理失衡之后的重建水平以及在新的人和环境的动态平衡下的适应程度有关，并且它与积极的自我概念和身体意象、对残障的控制感正相关，而与对压力、失落与悲伤的感知负相关（Livneh & Antonak, 2005）。

关于如何使用语言的小结

心理治疗师通常会采用来访者的用词来做出同理性回应。但在接待残障来访者时，我希望治疗师考虑得更多，因为语言可以成为一种重新建构的干预技巧。例如一个来访者说她是一个"多发性硬化症患者"，而治疗师可以称她为一个"有时会因多发性硬化症而感到痛苦的女性"。在这里，治疗师所做的不仅仅是使用了不同于来访者的语言，还开启了一场关于"多发性硬化症及其带来的痛苦"与这位来访者的"女性身份"之间的关系的对话。然而，我也同样不希望治疗师因此而过分小心翼翼地使用语言。例如脱口而出的是"孤独症儿童"而不是"被诊断患有孤独症谱系障碍的儿童"。用词不精准并不是什么致命错误，治疗也还未宣告失败，你要做的就是下次注意，然后慢慢地习惯使用一些不同的语言。渐渐地，你对残障的看法和态度也会随之改变。

本章讨论问题

1. 如何在心理治疗中采用"肯定取向"（如同志肯定或残障肯定）？

2. 为什么要有一本书专门论述与残障群体工作的共通性知识？

3. 残障肯定疗法的两个主要组成部分是什么？

4. 在当今这个时代，你认为在美国更适合"以人为先"还是"以残障身份为先"的残障语言呢？

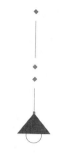

第二章
心理门诊中的残障研究

在本章中，我将评述一些目前与残障心理治疗有关的研究文献。这些文献的研究对象主要是私人心理门诊、学校心理辅导中心、医院精神科中的一般来访者，不包括突发性致残的住院病人以及需要职业康复等特定服务的残障者。文献分为质化研究与量化研究两类。关于质化研究的文献，我会按照以下几点展开综述：残障心理服务中的接受者观点；残障心理治疗中不可忽视的生活经验；残障心理服务中的提供者观点；关于治疗效果的研究；一个关于多发性硬化症的系类研究。而量化研究的文献，可以说既丰富又稀少。丰富的是一些具体的残障类别的特定干预文献，例如关于多发性硬化症的康复团体的研究文献很多，而关于一般心理门诊中各类残障者的相关研究文献却很少。我也并没有分门别类地去具体搜索特定残障类别的个体治疗、伴侣治疗以及家庭治疗的相关文献，因为我关注的是针对残障群体的普适性治疗原则。此外，本章也不包括那些与具体的认知策略（例如疼痛管理）及积极心理学（例如幸福感与生活质量）相关的研究文献。

质化研究

在这个部分，我主要搜索了《康复心理学》《咨询与发展杂志》《残障研究》这三本来自美国心理学会、美国心理咨询协会以及美国残障研究领域的期刊。从 2012 年开始，我整理了用来搜索文献的关键词，然后在 2013 年夏天开始搜索，这些关键词是 "disab*/handicap*" 加上 "therap*/intervention/clinical/counseling/social work/community/outcomes"。不过文献真的太少了，所以搜集起来非常困难。最终我只确定了 50 篇文献是属于我所关注的临床领域的。在探讨这些文献之前，我先分享一下我在搜索过程中的一些观察与想法。首先，不管是康复、护理还是特殊教育领域，质化研究的文献都很少。例如在《康复心理学》这本期刊中，我检索到 1994 年的期刊才找到一篇相关文献。这类文献不仅数量少，而且很分散。它们分布在各个领域的期刊中，这对专门研究这一领域的学者来说是很有挑战性的。其次，我所搜索到的文献有四分之三都是关于美国以外的残障者的研究。质化研究的好处是可以直接反映残障者的主观经验，因此质化研究数量不多就代表残障者的声音没有被充分地听见。治疗师接待残障者时如果遇到问题，首先听到的回应应该来自残障来访者本人，而不是其他专业人士。因此，我在本章中综述的文献，也都包含了残障者的声音。其中最相关的一组文献是关于直接参与了心理治疗的残障者的经验探讨。第二组是关于有心理治疗师介入的慢性疾病患者的治疗经验。第三组是关于服务提供者视角的。第四组是探讨相关项目的评估和建议的。而最后一组是一系列由同一个作者撰写的与多发性硬化症患者的运动和疲劳相关的文献。这些文献放在一起可以让我们对同一个议题有一个更全面的视角。

英国学者通过对智力障碍者进行家庭治疗的四次录像分析发现，残障心理治疗的关键主题是"易受伤"和"保护"（Pote, Mazon, Clegg, & King, 2011）。"保护"指的是一个家庭为了让残障者免受来自同侪或他人的一些不公平、不平等的对待，以及尽量降低残障本身为其带来的伤害而做出的行为。而且在家庭中，除了智力障碍者本人的"保护"主题受到关注之外，其他人也都会交替地体验"保护者"和"被保护者"的角色。研究者发现，有25%的治疗时间是聚焦于"易受伤"与"保护"这个关键主题的。其中一个关于"保护"的策略是重新建构语句，例如智力障碍者的家长将一个可能是正向的信息预警性地解读为一个负面的信息。而治疗师刚好会采取相反的做法。研究者建议，在智力障碍者家庭中，应该开放地讨论"保护"主题，包括谁是保护者、保护是如何进行的、是什么保护类型以及谁是被保护者。这样的讨论对其他残障类别的个体和家庭也同样重要，因为"保护"这个主题可能是残障心理治疗的重要内容之一。

残障心理服务中的接受者观点

该领域涵盖了20篇研究文献，其中有6篇来自美国。由于文献的主题很广泛，涉及中风、糖尿病、神经系统损伤、智力障碍、手部骨关节炎、多发性硬化症、脊髓损伤、慢性疼痛、脑瘫、下肢截肢、精神障碍和未定型残障类型等方面，所以很难得出概括性的结论。但是，有两点引起了我的注意，那就是残障者及其家庭在疾病诊断过程中的"孤立体验"，以及因与其他残障者及其家庭互相交流所获得的益处。例如，不管是专注于艺术创作（Beeseley, White, Alston, Sweetapple, & Pollack, 2011）、侧重于糖尿病心理教育（Due-Christensen, Zoffman, Hommel, & Lau, 2011）还是聚焦于脑损伤之后的技能训练（Nilsson, Bartfai, & Lofgren, 2011），在这些团体治疗中，参与者们都有一个意外的收获，那就是感到不那么孤单了。其他一些研究也都发现，残障者家庭能够从其他具有相似体验的家庭那里获得一些支持，这一点非常重要（Carlson, Armitstead, Rodger, & Liddle, 2010；Knis-Matthew et al., 2011；Schreiber, Benger, Salls, Marchetti, & Reed, 2011）。

我们都知道治疗关系在心理治疗中起着关键性作用，而对残障者来说，这种关系也具有一些细微的独特意义。例如，智力障碍者提到，他们在日常生活中很少有良好的人际关系，所以心理治疗师能够耐心地倾听，就能给他们带来很有价值的支持，这是好的治疗的关键所在（Pert et al., 2013）。另外，也有成年精神障碍者表示，当治疗师用一种"以人为先"的态度对待他们的时候，就有了治疗效果（Ridgeway, 2011）。残障儿童的家长也更在意治疗师能否把他们的孩子不仅仅看作工作对象，而是更具人本精神地投入到与孩子的人际交往中去（Blue-Banning, Summers, Frankland, Nelson, & Beegle, 2004）。可见，残障者及其家庭格外重视心理治疗的关系层面。

这些文献中的另一大主题是对心理治疗从业者的意见与建议。例如，对一个由 70 个残障儿童家庭成员组成的焦点小组的研究发现，家长希望治疗师的表达直截了当，也希望治疗师注重隐私，还期待治疗师能够用积极的、鼓励性的而非责备的语言，以及喜欢治疗师将他们的孩子看作一个"人"而非"残障者"这个诊断标签（Blue-Banning et al., 2004）。另外，像准时、注意礼貌等基本原则，在接待残障者及其家庭时可能格外重要，因为他们前来接受心理治疗所要投入的成本比非残障者的更高。而当残障来访者前来寻求治疗时，如果治疗师因认为自己不具有相关残障知识而婉拒或转介，可能会让来访者非常失望（Hill, Dziedzic, & Ong, 2011）。

有些研究的结论很值得我们进一步思考。在中国台湾地区，有一项对 9 名因神经损伤住院的病人的访谈研究发现，在医疗机构中存在一种结构性障碍，阻碍了残障个体独立性的发展（Chang & Wang, 2012）。例如，残障者告诉我们，护理人员更愿意用轮椅推他们行动，而不是耐心地让他们用助行器缓慢地自行移动。这项研究的结论是，医疗机构中医疗模式导向的康复意识形态、保险与报销制度以及以家庭为护理中心的文化价值观，都与残障者今后在日常生活中需要的自立生活能力的发展不符。另一项研究访问了 14 名澳大利亚创伤性脑损伤（TBI）成年患者以及他们的康复治疗师（Doig, Fleming, Cornwell, & Kuipers, 2011）。在比较了居家和日间医院的康复环境的体验之后，他们表示更喜欢居家的康复环境，那对他们的康复治疗更有帮助。而且在日常的生活中进行康复治疗，可以让新学到的能力更直接地应用起来。

有两项研究探讨了短程认知行为治疗（CBT）对智力障碍者的

抑郁或焦虑进行干预的效果。第一项研究是英国学者对患有焦虑症的 6 名成年智力障碍者及其陪同者的访谈研究（Douglass, Palmer, & O'Connor, 2007）。访谈总共进行了两次，其中有一名智力障碍者在没有陪同者的前提下参与了这次访谈。结果显示，6 名智力障碍者都认为自己学到了新的应对技巧，陪同者们也观察到智力障碍者们比治疗前更加了解自己的状态。但是矛盾的是，从焦虑量表的结果来看，有一半的智力障碍者的焦虑分数没有下降，反而有所上升。这就提醒我们，在对智力障碍者进行评估的时候，要尽量用多种方式综合考虑。第二项研究也在英国进行。研究者通过访谈，追踪了认知行为治疗从第四次到第九次之间的效果。有趣的是，参与者都认可了治疗的积极效果，但却都认为这些效果不会持续很久。

有一项很有意义的研究，总结了残障者在美国接受心理治疗时会遇到的各种困难（Hampton, Zhu, & Ordway, 2011）。研究者采用了 6 个开放式问题，询问了患有多发性硬化症、脊柱裂或脊髓损伤的女性在医疗过程中遇到的困难。总共有 23 名女性参与了访谈，其中 10 名是有色人种。她们之中有 91% 的人表示有接受心理治疗的需求，也有 64% 的人表示自己已有抑郁症或焦虑症的诊断。有近 48% 的参与者表示她们拥有当地机构的保险支持，所以在经济方面较少遇到困难。有 27% 的参与者是可以开车的，这表明她们在接受服务的过程中也不太会面临出行障碍。但总体来说，访谈参与者在肯定自己具有心理服务需求的同时，还提出了她们所担心的三大障碍：心理服务人员缺乏关于残障的专业知识（有些人提到治疗师甚至"态度恶劣"）；残障者缺乏对心理服务的选择权；心理服务的场所没有做到无障碍。于是这些需要心理支持的参与者只能转向她们的人际网络，去寻求非正式的心理支持。但这也非常困难，因为在她们成为残障者之后，有些朋友离开了她们，她们的很多社交也因为物理环境的障碍以及出行交通方面的障碍而受到很大限制。所以她们的社会化程度降低了很多，能够支持她们的朋友也越来越少。总体来说，这项研究主要强调了残障者对心理服务的需求以及心理专业人员接受残障知识培训的必要性。

残障者的心理支持很多都来自非专业人员，这一现象在一项来自加拿大的研究中也得到了印证。这项研究对 22 名患有中风、多发性硬化症、脊柱裂或脊髓损伤的成年人进行了一次为期六次的"自我管理"团体治疗，并对他们进行了访谈（Hirsche, Williams, Jones, & Manns, 2011）。访谈结果表明，虽然有很多因素都提升了治疗效果，但是有一个一致的因素是团体中的普遍认同感以及同侪之间的相互学习。

有三项研究给出了关于疼痛管理的积极研究结论。首先，人们的认知信念对疼痛管理很有影响力（Van Huet, Innes, & Whiteford, 2009）。其次，在初级治疗阶段，生物—心理—社会模式的干预对疼痛管理可以起到积极作用（Martensson, 2001）。这两个研究结论与许多量化研究的结论相呼应。但也应指出，应对慢性疼痛时，每个人也各有差异。一项来自爱尔兰的研究也得出类似观点。这项研究虽然只追踪了 4 名"幻肢疼痛"患者在接受"幻肢运动疗法"时的反应，但发现这 4 名患者在操作能力和运动效果上都有很大不同。因此，这项研究的研究者认为，"幻肢疼痛"的治疗和干预应是多维的。这样的推论暗示我们，在对残障者的疼痛进行干预时，我们不能只考虑诊断标签而采用刻板化的介入策略。相反，我们要注意每个个体的独特性，使干预与个体匹配，并随时按照需要调整，切莫着急（Van der Riet, Dedkhard Srithong, 2011）。

在这个部分，我想分享的最后一篇研究文献是关于文化因素的。研究者对 10 名美籍韩裔残障儿童家长进行了访谈，访谈的内容是家长们与白人治疗师合作，对残障儿童的行为进行管理的经验（Park, 2011）。研究的主要结论是，残障儿童的家长一般都不会听从治疗师的建议。而且在 10 名家长中，有 6 名家长认为自己和治疗师的合作关系不佳。这可能与双方使用的语言以及文化背景不同有关。例如，有家长表示，治疗师建议，在残障儿童用餐时，不要让他们吃饱喝足。这样一来，在后面的行为训练中，家长就可以用食物和饮料作为行为强化物。这对于韩裔家长来说，不符合他们的文化习惯。由此看来，治疗师可能会因为来访者的"残障"而忽略了重要的文化因素。另外，由于文化规范不同，韩裔家长不习惯与治疗师讨论他们之间出现的分歧。研究者发现一个有趣的文化现象，就是当家长们觉得治疗师对他们有帮助的时候，会称呼治疗师为"老师"，而觉得没有帮助时则不会。

残障心理治疗中不可忽视的生活经验

接下来的这个部分，我将会回顾 15 篇文献，其中有 5 篇来自美国。和上文一样，这里的文献也涵盖了多种残障类别和问题。

首先来看一组侧重于残障者的社交与休闲的研究。挪威学者调查了一些轮椅使用者在社会参与中的体验（Berger, 2011；Hjelle & Vik, 2011；Kramer & Hammel, 2011；Lawlor, Mihaylov, Welsh, Jarvis, & Colver, 2003；Liddle et al., 2011）。焦点访谈小组中的 6 名参与者

都表示能够与他人一起生活、工作、休闲，以及共同参与公共事务或残障权利服务，这对他们来说很重要（Hjelle & Vik, 2011）。然而在这些社会参与的过程中，参与访谈的人都会体验到一些外在的评论与凝视，这对他们造成了各种正面或负面的影响，且使他们的状况起伏不定。两项分别来自美国和英国的研究探讨了脑瘫残障儿童的能力问题。研究者发现，对残障儿童而言，所谓的"能力"取决于他们的社会活动参与度，而不是具体的技能或独立运动水平（Kramer & Hammel, 2011）。据 13 名脑瘫儿童的家长称，具有决定"能力"的社会参与度，会因出行工具的限制、交通不便、信息缺乏、他人的负面态度与凝视而受到影响（Lawlor et al., 2006）。还有一项来自挪威的研究，研究者访问了 15 名有着不同驾驶经验的人在患创伤性脑损伤之后，对于重新驾驶车辆的看法。他们都认为自己是否能够重新驾驶车辆不应该由医生判定。他们希望能够通过模拟驾驶来证明自己，从而恢复驾车的权利（Liddle et al., 2011）。最后是一项在美国进行的研究，研究对象是没有健康问题的中途失明的老年人。研究发现，他们在参与社会休闲活动时，会遇到个人层面、社会层面以及情感层面的困难（Berger, 2012）。研究者建议专业人员可以通过讨论如何管理体力、促进提升环境的无障碍水平以及协助提升自信等方式来协助这一类来访者。

有几项研究结果显示，对于同一种情况，残障者本人与其家长或专业人员的观点会有所不同。第一项研究来自加拿大，研究者访问了 6 名脑瘫儿童及其家长，结果发现他们对于残障儿童追求"用双腿行走"这件事情的意义和价值有着不同的想法（Gibson et al., 2011）。家长希望尽其所能地让自己的孩子像其他人一样行走，这也是他们对自己作为好父母的期待。而残障儿童仅仅把"用双腿行走"这件事情，看作是一种身体的锻炼而已。在他们看来，用其他辅助工具来行动反而更高效。第二项研究来自英国，研究者发现精神障碍者对药物的态度和专业人员有所不同。在这个研究中，12名精神障碍者表示，药物的副作用对他们的影响，比起他们不用药时的症状对他们的生活产生的影响，相差不大（Hon, 2012）。因此，在他们看来，违背医生的指导，自行停止用药也不会更糟糕。第三项研究访问了16名接受过乳房切除术的澳大利亚华裔乳腺癌女性患者。结果显示，她们在术后关注的重点是能否继续做一个好母亲和好妻子，而不是像专业人员担心的那样，担心性和吸引力的丧失（Kwok & White, 2011）。

对残障者来说，辅助工具是日常生活的一个重要方面。在一项访谈研究中，24名假肢使用者表示，相比专业人员注重假肢的功能价值，他们更在意假肢给他们带来的心理影响（Schaffalitzky, Gallagher, MacLachlan, & Ryall, 2011）。服务提供者思考的是，如何让辅助工具更安全，以及如何提升残障者的生活质量。而在残障者眼里，他们考虑得更多的是关于使用辅助工具时所要面对的污名等情绪情感层面的问题。这也可以指导专业人员从语言上更加贴近残障者。例如，在引导一个残障者去尝试使用助行器的时候，与其对他说"如果可以拜访更多朋友，你就可以提升生活质量"，不如说"你用了助行器，就可以走上你最好的朋友家门口的三级台阶"。

有两项研究关注了医院和残障照护机构中的老年残障者。第一项研究针对在美国的老年残障者进行。28名说英语或西班牙语的老年人，都表示在医院中自己多走路、多锻炼是不被鼓励的。例如工作人员不希望他们在医院走廊里走来走去，进行身体锻炼（So & Pierluissi, 2011）。这就很奇怪了，明明这样的机构为残障者所定下的护理和康复目标就是让他们能够自立生活，而自立生活的关键之一就是能够独立行走，但事实却是另一番景象。例如如果老年残障者患有痴呆，他们很有可能不被允许使用电动轮椅。但是电动轮椅是可以协助他们提升自立生活能力的重要辅助工具。而且一项对 5 名具有认知障碍的老年人的研究表明，只要让他们接受 5 小时的训练，就可以让他们较好地掌控带有碰撞反馈功能的智能轮椅（Wang, Mihailidis, Dutta, & Fernie, 2011）。这个研究还总结了 7 个原则，来指导专业人员如何更人性化地协助认知障碍者学习使用辅助工具。

一直以来，就业问题都是残障者面临的重大议题之一。因此，了解具体是什么因素影响了特定残障者的就业，就显得非常重要了。有一项瑞典的研究，调查了职场中的肌纤维疼痛综合征患者。结果发现，影响他们就业的主要因素是工作任务和工作环境的调整（Mannerkorpi & Gard, 2012）。但有趣的是，表面的标准化调整并不总是有效的。例如将工作时间从每天 8 小时调整为每天 4 小时，并不会让残障者感觉到压力和疲劳的减轻。最困扰他们的问题是工作要求和角色的不明确。因此，在协助残障者维持就业的过程中，专业人员应该更创造性地、个性化地解决问题，而不是仅仅按照标准化的流程进行工作上的合理调整[1]。

---

1 合理调整（reasonable accommodation）是联合国《残疾人权利公约》中的一个关键概念。它指的是，为了让残障者能够有效地参与社会上的各种活动、保障他们应有的权利以及促进社会平等，履行义务方需要做出适当且必要的调整措施。具体调整的内容和方式视情况而定，但不应对履行义务方造成过度的负担。

在残障者家庭暴力相关的研究方面，有一项重要研究补充了过去量化研究的结果（Nosek, Howland, Rintala, Young, & Chanpong, 2001），这项研究探讨的是肢体障碍女性遭受家庭暴力的情况。研究发现，虽然如前人研究的那样，残障女性与非残障女性遭遇家庭暴力的概率相当，但是两者受到家庭暴力的时间长短以及受害者与施暴者的关系模式是不一样的。有学者进一步研究了残障者受到家暴的模式与其残障之间的关联性（Copel, 2006）。这项研究访问了 25 名 36～56 岁的女性，结果发现她们遭遇的家暴模式和经典的"三阶段循环模式"（Walker, 1977）有所不同：暴力事件之后，没有所谓的"蜜月期"，取而代之的是一段"回避期"，并最终回归表面的平静。另外有一个发现让人很不安，那就是在 25 名女性中，有 21 名女性第一次遭受家暴的时间，与中途致残以及随之而来的家庭角色功能转变的时间重合。最后，研究还发现了一些残障者会遭遇的特定家暴困境。例如施暴者会将残障者的药物或医保卡进行控制或损坏。再比如施暴者会干预残障者使用辅助工具。而残障受害者想要离开施暴者也会遇到很大的障碍，例如缺乏无障碍的庇护所，而且有些残障者的日常生活需要依赖施暴者。大部分情况下，残障者遭遇的家暴，只有当关系彻底解除的时候才会结束。研究者建议心理治疗师在接待残障来访者时，一定要询问有关暴力的议题。但同时研究者很遗憾地表示，目前缺乏专门协助残障受害者的具体方法和相关研究（Copel, 2006）。

还有一些研究者给心理治疗师提供了一些具体的建议，这些建议包括提升残障者参与休闲活动的能力（Berger, 2012；Kramer & Hammel, 2011）、询问残障之后的积极方面（Karlen, 2002；Kwok & White, 2011），以及在治疗中更好地讨论灵性话题（Specht, King,

Willoughby, Brown, & Smith, 2005)。

残障心理服务中的提供者观点

在这个部分我将综述 8 篇研究文献（其中有 2 篇来自美国）。这 8 篇文献中，与心理治疗最相关的是英国学者进行的两项研究，它们都侧重于探讨如何让心理治疗对智力障碍者更具包容性。第一项研究调查了 396 名心理治疗师（其中大部分将针对残障者的心理治疗作为职业），其中有 15 名参与了半结构式访谈（Pattison, 2005, 2010）。研究总结了对智力障碍者进行心理治疗的 6 个包容性原则：

1. 治疗师应该积极主动，例如积极提升对残障心理治疗的认识，主动提供"易读版"材料等；
2. 治疗师应该注重与来访者的关系，例如保持热情、友善、耐心和不评判的态度等；
3. 与治疗相关的规范与政策应具包容性；
4. 治疗评估应具包容性；
5. 治疗方法应具灵活性与创造性；
6. 治疗师应该在治疗室外不断地向残障者学习，或参与相关的继续教育训练。

另外，研究者也在这个研究中提醒我们，不管是心理治疗还是药物治疗，我们都要留意治疗的目标是源于智力障碍者本人还是被其困扰的他人。第二项研究拓展了接待青少年智力障碍者的具体策略（Pattison, 2010），包括简化所有语言、不断澄清与确认、多使用重复的技巧、强调表达的重点、注重非语言交流以及更多地使用反映技术。

 有两篇文献探讨了对发育性障碍者进行治疗的专业人员的训练过程。第一项研究来自美国。研究者调查了治疗该类残障者的 24 名硕士级社会工作者（Russo-Gleicher, 2008）。其中，21 名是白人，18 名在非营利性社会组织工作。研究者询问他们，治疗发育性障碍者的工作有什么收获，有什么注意事项是其他社会工作者需要知道的，该领域有什么工作机会，以及什么样的理论或实践训练是最有效的。许多人表示，他们最初是偶然投身于这个领域的工作的，后来他们发现发育性障碍者这个群体在社会上很容易受忽视，也认识到自己过去的相关受训很不充分。他们表示在学生时代很少有机会能够接触到残障者，在课堂上学习到的理论和实际应用的情况差距较大。他们给其他治疗发育性障碍者的专业人员提出的建议是：首先，这个群体是适合接受心理治疗的；其次，要将治疗目标尽量细化；最后，要设法让发育性障碍者生活在限制最少的环境中。另外，他们也强调"以人为先"的态度，而不要仅仅关注来访者的诊断标签。这也是与上文呼应的地方。

 第二项研究来自澳大利亚（Iacono et al., 2011）。研究者首先使用有关脑瘫儿童的视频对 241 名学生进行健康护理培训，然后用一个由 5 个问题组成的态度量表（Interaction with Disabled People Scale）测试他们在观看视频前后的感受。结果显示，他们在观看视频前后的感受并没有显著差异。这可能代表使用视频来进行教育不会让人不舒服，但如果让他们直接接触残障者就不一定了。研究者也对 10 名学生和 10 名导师进行了焦点小组访谈。结果显示，研究对象认为视频教育的方式能够让他们更全神贯注，而且相比图片资料，这样的方式让他们加强了对"人"的关注。

瑞典的研究者回顾了过去 21 篇关于脑瘫儿童的物理治疗（Larsson, Miller, Liljedahl, & Gard, 2012）文献，总结了三种物理治疗师所采用的范式：

1. 基于生物—心理—社会模式的范式——这一范式的关注点是残障者的功能层面，物理治疗师仅作为协助角色；
2. 兼顾生物医学和生物—心理—社会模式的范式——这一范式的关注点是残障者的伤残层面，物理治疗师作为主要介入者，提供目标、干预和评估方法，并为家庭提供指导；
3. 基于生物医学的范式——这一范式同样关注残障的伤残层面，但物理治疗师是唯一的专家，作为权威人物介入残障者的治疗，试图使其正常化。

研究者得出的结论是，这些不同的范式将会明显地影响治疗的过程，包括治疗师所采用的技术以及他们与残障儿童之间的治疗关系。澳大利亚的一项相关研究也发现了物理治疗师所采用的范式对他们的工作有很大影响。在这项研究中，有 24 名物理治疗师接受了电话访谈。访谈围绕残障者的跌倒预防进行。实际上，治疗师给来访者制订的行动计划通常与来访者的实际践行情况有一些出入，而不同的范式会影响不同的治疗师看待差异的方式，以及对来访者的期待。还有一项澳大利亚的研究也得出了类似的结论（Breen, Wildy, Saggers, Millsteed, & Raghavendra, 2011）。研究者询问了来自 4 个不同机构的 23 名残障相关工作人员，请他们说出对残障儿童的健康的定义。研究者发现，这些工作人员很难形成统一的观点。不过可明显看出不同的机构有着不同的残障服务范式，因此他们对残障儿童的健康定义才各不相同。

本部分的最后一篇文献探讨的是家长对发育性障碍儿童的"过度卷入"话题（van Ingen, Moore, & Fuemmeler, 2008）。我想先说明一下这个研究的背景。首先，这个研究是在美国这个非常注重儿童独立性的国家进行的。其次，"过度卷入"通常被用来描述残障儿童的家长，而很少被用来形容非残障儿童的家长，这一点很值得深思。最后，这项研究将家长的"过度卷入"行为和给治疗师造成麻烦的行为混为一谈了。这项研究访问了专业人员，询问他们认为家长的什么行为是"过度卷入"的。结果分为了认知、情感和关系三个类别。具体的行为如家长希望参与治疗的每一个决定，或是对治疗师不信任等，对于幼小的残障儿童的家长来说，他们的这种"过度卷入"的行为是可以理解的。还有一些行为，例如家长表达对治疗的不满情绪或对治疗的要求过高等，在我看来，可能不是家长的"过度卷入"，而是家长的性格使然。这可能源于专业人员被"残障"的标签影响，误判了家长的行为。某种程度上说，这多少也与专业人员所采用的残障服务范式有关。

关于治疗效果的研究

这个部分我想分享 4 篇评估不同心理治疗项目的研究文献（其中 1 篇来自美国）。首先，对于有兴趣从事网络心理治疗的读者，我非常推荐 2 篇关于网络心理治疗项目对抑郁症的治疗效果的评估研究（Bendelin et al., 2011; Montero-Marin et al., 2013）。然后，第 3 篇文献是英国学者探讨专业人员在接受焦点解决短期疗法（SFBT, Solution Focused Brief Therapy）的训练之后的应用情况（Smith, 2011）。参与访谈的社会工作者表示，他们在接待成年智力障碍者的实际工作中，很难落实两日工作坊中所学习到的内容。他们认为回到实际工作中后，会受到组织文化的影响，于是很容易就恢复到参加学习之前的行为模式。这也提醒我们，训练者要更客观地从实际情况出发去设计培训项目。在这里，还是可以看到我们看待残障的范式是会对我们的工作产生很大影响的。

第4篇研究文献来自美国，它发表在《康复心理学》上（Schwartz & Rogers, 1994）。研究者让患有多发性硬化症的残障者参与为期8周的慢性疾病适应团体课程。团体课程的目标是提升参与者的应对灵活性。这个团体课程涉及教授参与者如何处理感受、如何设定自己的目标、如何改善自己的认知策略，以及如何更好地与护理人员沟通等一些非常有价值的内容。在这个研究中，研究者也指出，对于初级保健医生来说，要更进一步地转介残障者接受其他针对性的治疗方案是很困难的。因为目前没有很好的研究可以告诉我们哪一些治疗方法更适合残障者，这也是因为过去的实证研究（例如使用随机对照组实验）都没有考虑到残障群体（Olkin & Taliaffero, 2005）。不过这个研究至少可以告诉我们，对于慢性疾病患者或残障者来说，他们所掌握的应对方法的灵活性比起应对方法的数量来说更重要。

一个关于多发性硬化症的系类研究

这个部分的3篇研究文献都来自新西兰的同一个学者。它们都探讨了多发性硬化症患者的运动与疲劳之间的联系。第一项研究重点关注运动如何影响多发性硬化症患者的疲劳感（Smith, Hale, Olson, & Schnerders, 2009）。这项研究总共有 10 名研究参与者，其中 8 名为女性。他们先共同参与了一个为期 8 周的团体运动，然后接受访谈。访谈的结果被整理为 5 个主题：对身体的倾听、对控制疲劳的感知、达到极限的状态、疲劳的性质（适当或过度）以及运动的结果。其中，研究者特别强调对身体的关注。第二项研究进一步访问了 9 名多发性硬化症女性患者，询问疲劳是如何影响她们参与运动的（Smith, Olson, Hale, Baxter, & Schnerders, 2011）。访问结果表明，有 7 个因素在其中起到了作用。最后，研究者也建议，在运动计划中，一定要了解残障者自身对过度疲劳的感知与控制能力。第三项研究，访谈的对象是那些为多发性硬化症患者提供运动计划的医疗保健人员，主要询问他们对这些运动计划的看法（Smith, Hale, Olson, & Schnerders, 2013）。他们谈到了一些对疲劳感的看法，也说到了一些遇到的困难。例如在运动计划的执行过程中，可能会遇到跨学科的冲突。但研究者最后给出的一个重要建议是，不管怎样，多积极主动地倾听残障来访者的反馈是最重要的。

　　总体来看，这三项研究都强调了与多发性硬化症相关的疲劳感、服务提供者和接受者双方的信念以及运动这三者之间的复杂关系。得出的结论包括以下几个方面。首先，倾听身体的声音至关重要。虽然对于某些状况来说，残障者需要忽略一些身体的无意义讯号，但那些有关运动和行为改变的身体信息则需要额外关注。其次，服务提供者和接受者双方对于疲劳的相关信念也对运动产生了重要的影响。最后，不同学科之间的差异和冲突需要得到解决。这三项研究从不同视角为与多发性硬化症相关的疲劳和运动研究提供了一幅较全面的全景图。如果使用量化研究的回归分析法来研究这个主题，可能无法获得如此丰富的信息。因为除了揭示相关性之外，更重要的是要挖掘它们相互影响的机制。

量化研究

如前所述，自相矛盾的是，关于残障者门诊心理治疗的量化研究既"少"又"多"。"少"的是很少看到探讨关于残障者接受心理治疗的直接经验或效果的量化研究。"多"的是在围绕这一主题寻找资料的时候，我发现了在很多领域都有相关信息的研究以及大量有关特定残障类型的研究。其中许多研究来自康复或健康心理学领域，但由于它们只关注单一特定残障类型或慢性疾病且对心理门诊没有借鉴意义，此处不予综述。原因是这些研究缺乏普适性，且不能为心理治疗门诊提供有效信息。

在这个部分我将以时间顺序来回顾量化文献，而不是像质化文献那样分门别类。对于所涵盖的研究，我也尽量保持开放与包容，不过关于智力障碍者与听力障碍者群体的相关研究我在此省略。原因是这两个群体属于残障群体中被广泛关注的子集，它们涉及的内容非常具有针对性和专业性，不适合在此讨论。我建议读者跟随我的时间线，关注以下研究的用语与视角变化。

关于残障者的个体、伴侣和家庭治疗的实证研究非常少，但很多问题值得好好研究，包括：残障者是否有更多的心理治疗需求；有多少个体心理门诊符合无障碍标准；心理机构是否提供与残障相关的专业培训；是否有针对残障者对疗法进行过调整以及如何调整；出现了哪些特殊困难及其与残障的关联性。这些问题都只有非常少的研究涉及。有学者认为，通常与残障来访者的治疗都属于跨文化心理治疗，因为没有那么多本身就是残障者的治疗师，所以通常残障来访者面对的都是非残障的治疗师（Andrews & Lund, 2015）。另外，即使有一些正在受训的残障治疗师，他们也很难得到经验丰富的残障心理学家的督导（Lund, Andrews, & Holt, 2014）。因此，治疗师需要进行自我教育，这也是本书的目的之一。

早期有一篇回顾对肢体障碍者进行心理治疗的研究文献，主要是从精神分析的角度展开的。这篇文章将残障与创伤或丧失进行类比（Grzesiak & Hicok, 1994）。后来也有学者继续采用了这个思路，回顾了 3 名成年男性关于残障的哀伤与丧失经验（Langer, 1994）。另外，也有研究回顾了关于患抑郁症的老年人的心理治疗理论与实践，介绍了很多不同的治疗流派（Landrevillc & Gervais, 1997）。研究者在最后也呼吁更多、更进一步地探讨。我认为这一点至今仍然是有必要的。但在这里我要指出的是，关于年龄阶段与残障主题的交叉讨论，是更复杂的。显然，一个面临老年期各种人生困境的人因衰老而中途残障，和一个先天残障者进入老年期，二者的状态是很不相同的。前者一定会有更多的情绪困扰。这三项研究的相同点是，把残障看作一种丧失或缺陷。

有一篇聚焦于治疗关系的文献，探讨了 5 个肢体障碍儿童的案例（Gordon, Zaccario, Sachs, Ufberg, & Carlson, 2009）。这项研究采用的是精神动力视角。结果显示，接待这一类来访者时，治疗师会遇到一些移情、反移情以及需要打破治疗框架等复杂的临床困境。类似涉及治疗关系议题的研究，还有一篇从荣格心理分析和精神分析角度探讨先天残障的成年来访者的文献（Asper, 2010）。研究者主要论述了残障者早年关于分离与创伤的经验。结果显示，残障不一定会导致心理问题。这也是本书的目标之一，即帮助治疗师打破"残障就一定有负面的影响"这样的刻板思维，采取更为积极的态度去迎接残障来访者。

在为数不多的由残障者本人撰写的研究文献中，有一篇探讨了对肢体残障者的心理治疗的影响因素（Balter, 2006）。该文献也分析了治疗关系的影响因素，并提出了关于治疗师如何提升多元文化能力和文化敏感性的建议。因为在研究者看来，接待残障者与接待非残障者，二者遇到的挑战是很不相同的，是具有文化差异性的。最后，值得注意的是，这篇文献的用语和基调，与之前的文献是很不相同的。因为在这篇文献中，研究者更强调治疗师有责任去提升自己的多元文化知识与技能，并提升自身的多元文化敏感度，而不是着眼于分析残障来访者的内部心理机制。

有一篇文献整合了很多学者的观点（Erickson Cornish, Gorgens, Monson, Olkin, Palombi, & Abels, 2008），其中最重要的一个内容是"接待残障来访者的伦理实践"。这篇文献的第一部分讨论了"是什么构成了关于残障的伦理实践"，以及"与残障有关的多元文化胜任力需要哪些知识与技能"。研究者指出，有两个原因导致了相关从业者很难认同残障是人类多样性的一部分：其一是很难承认自己作为非残障者拥有了特权；其二是很难承认自己对残障的无力。研究者也提出了治疗师需要掌握的具体残障知识，例如涉及哪些法律规范，场所和网站的无障碍标准指的是什么，心理健康护理会遇到哪些障碍，会存在哪些偏见，有哪些残障模式，有哪些发展性问题，有哪些养育性问题，如何进行评估与干预方法的调整等。在技能方面，研究者建议治疗师须具备倡导残障意识、为残障者寻求社会公正以及跨学科合作的能力。最后，在态度层面，研究者强调除非是被需要的，不然治疗师要谨慎释出自己的同情与怜悯。

在这篇文献的第二部分，研究者讨论了与态度、知识和技能相关的具体问题（Olkin, 2008），强调了如果只有态度而缺乏知识与技能是远远不够的。而且，受训治疗师如果能够掌握更多技能的话，可以提升其从业信心，进而增强其工作的有效性。但我注意到，在训练方面，非常缺乏具有充足残障知识与技能储备的训练师或督导师。而且，在210个美国心理学会认可的心理咨询与治疗师的培养计划中，仅有7个计划包含了与残障心理有关的必修课。

在这篇文献的第三部分（Palombi, 2008），研究者进一步提供了一个案例，来说明临床实习中缺乏相关训练会造成不良的后果。在这个案例中，治疗师没有将来访者的残障经历，例如他所遇到的各种障碍，纳入个案概念化之中，而仅仅将来访者的问题过度简化为自信心问题。研究者认为，像这样无知的表现，会进一步促成残障群体的边缘化。研究者也总结了一些符合残障心理服务的伦理要求，包括：对多样性采用更广泛的定义；采用包含残障的多元文化模型；保持对残障态度的探索；增加残障议题的教育；将残障相关的知识与技能融入服务、督导、咨询、训练、教学与研究等各个层面。研究者还认为，治疗师所需的知识与技能还应该包括公民权利、社会倡导、公共政策等方面，他们也要去了解具体影响残障者的社会参与的障碍有哪些。另外，研究者也建议心理学家要放弃错误的态度与研究结果，带头推广和教授最新的残障知识与技能。

　　这篇文献的最后一部分包含了以下内容。首先，伦理实践的其中一个重点是，治疗师要能够抛开来访者的残障身份，看到对方的各种其他身份的能力。研究者也讨论了如果治疗师自身也有残障的时候会怎样。一方面，这可能有利，因为可以丰富自身对残障的知识与技能；另一方面，这也可能有害，因为治疗师如果自身还在适应与调整，可能自顾不暇。研究者也告诫我们，不要假设残障者都有抑郁倾向，也不要假设残障来访者的问题都与他们的残障有直接关系。这些假设均属残障的"扩散效应"（Wright, 1983）。文献中也提到了一个对残障者的赞美却造成微歧视的例子。这就提醒临床工作者，有时即使是善意的正向陈述，对残障者来说也可能是一种贬低与轻视。如果残障来访者在治疗中能够表达出他们看到的障碍，不管是物理障碍还是人际障碍或者其他方面，都应予以鼓励，并表达谢意。这会有利于他们增强自我倡导的能力。此外，研究者也指出，与残障来访者讨论费用问题，也是伦理性的难题，因为谈论涉及经济状况的问题对于残障群体来说也是一个挑战。还有与隐私相关的议题，对于残障者来说也是很重要的。很多外表残障明显的残障者在公共场所常常会遭到他人的越界侵犯。最后，研究者提醒治疗师，要避免用沉默的态度来回避残障问题，这只会让治疗工作止步不前。

　　另一篇关于残障心理治疗中的多元文化能力的文献也是以肯定的基调展开的（Artman & Daniels, 2010）。研究者提出了一些治疗师可以行动的方向，讨论了一个由意识、知识和技能等重要因素构成的多元文化胜任力模型，其中包括无障碍等信息与资源的重要性。

　　我在此补充一篇关于团体治疗的文献。它挑战了精神分析导向的团体治疗，并以此来反思对残障来访者的边缘化（Watermeyer，2012）。研究者认为残障群体是受压迫的、在系统体制中处于劣势地位的少数群体。而精神分析缺乏这样的残障政治意识。研究者也将残障歧视与治疗师被"伤残"引发出的无意识反移情联系起来。

有一篇自我报告的文献叙述了研究者作为一个听力师，是如何在实践中逐渐改变对残障的认识的（Frankish，2013）。他在实践中得出结论，认为自己已从持"对残障者进行工作"的态度，最终转变为持"与残障者一起工作"的态度。他也认为这更符合残障者自立生活的核心理念。然而并不是所有学者的理念都会随着时间的流逝而进步的。例如也有学者继续将残障与弗洛伊德式的抑郁和哀伤联系在一起（Bartram，2013），描述了一个成年抑郁症患者的心理治疗过程，认为来访者的抑郁症和家中子女的残障有关，来访者需要完成哀伤的过程。这种现象，也被称为"哀伤需求假设"（Wright，1983）。这种假设在残障文献中屡见不鲜，但即使是被很多实证研究所反驳，它还是在近期的文献中出现了。这真让人担忧。

有一些有关残障心理治疗的书（例如 Wilson，2003）以及一些书中的章节（例如 Cobb & Warner，1999），不在我的综述范围之内。即使有些是非常不错的，甚至是该领域中的标杆（例如 Mackelprang & Salsgiver，2015；Marini & Stebnicki，2012），也因为其所引用的实证研究缺少残障者的声音（Olkin & Taliaferro，2005）而被我排除在外。我一直在努力搜集有关残障者普通心理门诊的相关循证研究文献，但是数量少得让人难以置信。甚至是认知行为治疗这种经常被循证研究所讨论的方法，也没有与普通心理门诊中的残障来访者放在一起研究过，只有关于专门针对孤独症等障碍的专科门诊的相关文献。尽管许多认知行为治疗的技术是残障领域的标准化方法，例如疼痛和压力管理、应对策略以及疾病信念的调整，但探讨这些方法的文章往往只针对一个相当具体的残障类型。因为在循证治疗中，更看重的是治疗的功效，而不是治疗的真实有效性（Wampold & Imel, 2015）。此外，认知行为治疗的文献通常关注的是残障来访者的心理内部机制，而忽略了外在环境的作用。只有一篇研究文献探讨了如何将包括残障群体在内的各种边缘群体的受压迫经历，融入认知行为治疗中（David, 2009）。

从微歧视的概念被提出（Sue, 2010）之后，它便站在了边缘群体研究讨论的前沿，但在残障领域它却被严重忽视了。有较多文献描述了微歧视对有色人种、女性、同性恋者或双性恋者的健康造成的负面影响（Sue, 2010），但却只有 2 篇文献与残障微歧视有关。第一篇是早期学者对一个包含 40 个问题的"残障困扰量表"（Disability-Specific Hassles Scale，DSHS）的开发（Timm, 2002）。可见，在微歧视这个概念被提出之前，该学者就以"困扰"（hassles）一词来描述残障者的相关体验了。这个量表的条目内容，是基于对 8 名具有不同残障背景的研究参与者的日常困扰经验的访谈得来的。他们之中有学习障碍这样的隐性障碍，也包括了脊柱裂这种显性的障碍。研究参与者被要求用写日记的方式来记录每天由于残障而遇到的各种困扰。这除了为研究提供了丰富的素材之外，也得到了一个意外的收获，那就是让研究参与者发现自己遇到的困扰是如此之多，要不是被要求每天记录，他们此前都没有意识到。这种"无意识的忽略"或许也是他们应对日常困扰的一种方式。

后续对量表的数据分析（Timm, 2002）基于一个 235 名残障者构成的样本。他们的年龄在 18~64 岁，有 72% 是女性，有 86% 是白人，有 80% 居住在美国，有 74% 具有肢体障碍。分析结果显示，量表具有较好的信度（克隆巴赫 α 系数为 0.91）。残障者一个月内经历的相关困扰次数平均是 14 次，且有 50% 的残障者报告在 10 次以上。对量表的因素分析，产生了 6 个因子：环境基础设施、强行帮助或回避、侵犯个人空间或隐私、贬低人格、夸大人格和侵犯公民权利。这些因子中的"贬低人格"可以用于预测残障者的心理健康水平。这里的心理健康水平是用"感知压力量表"来衡量的（Cohen, Kamarck, & Mermelstein, 1983）。

第二项研究采用了焦点小组的形式，对 12 名残障参与者进行了半结构式访谈，并从中总结出 5 种类型的微歧视：忽视（invalidation）、低位化（patronization）、智力归因（ascription of intelligence）、去性化（desexualization）和外化作用（Keller & Galgay, 2010; Keller, Galgay, Robinson, & Moscoso, 2009）。这些研究结果首先在美国心理学会的年会上被分享，但未正式发表。不过后来学者们又基于同一批数据，重新分析出 8 个残障微歧视类型，并在正式出版物中发表了（Keller et al., 2009）。

相对于其他类型的受压迫群体，残障者的不同之处在于，他们会遇到建筑环境方面的微歧视。这些微歧视可能表现为无法进入特定空间，或者进入某些空间时必须通过一条替代性路线。例如某栋建筑物的大门很重，或者人行道没有明显的界线，还有替代性通道会经过垃圾桶或地下室等，这些都会对残障者形成社会互动中的微歧视，似乎在提醒残障者，他们属于主流之外的少数，并且被一定程度地分隔。这些微歧视也是一种残障污名，来自长期将残障者与其他人隔离对待的历史背景。

我也对残障女性的微歧视进行过研究（Olkin, Hayward, Schaff, & VanHeel, 2016）。研究参与者是 27 名有显性残障的女性。她们在完成了一项网络调查之后，随机加入了 5 个焦点小组。她们的年龄都大于 18 岁，平均年龄是 56 岁，其中有 26% 是有色人种。经济方面，有 5 名过得不错，其余在贫困线以下，呈现出"双峰型"特征。结果显示，最常出现的，也是最让她们讨厌的两种微歧视是残障对她们的影响被轻视以及平等的权利被剥夺。这两方面我会在本书的第九章进一步展开讨论。

结论与展望

鉴于这些关于残障微歧视的探讨，我认为有必要将微歧视经验及其应对策略纳入残障者的心理治疗之中。如果这些很烦人的微歧视经常发生，那么残障者必定会发展出一些应对策略。而什么时候正面应对、什么时候可以暂时不去应对，这方面的灵活性也值得探讨。总之，我也会将这些部分纳入残障肯定疗法之中。

除了少数研究会将残障与性别进行交叉分析之外，大部分学术研究只是将残障与性取向、宗教、种族或其他变量并列，进行单独分析。因此，在本书的第七章，我会将残障与其他人口学变量进行交叉背景的分析。这也将包括我曾经做过的一个关于残障男同志的研究。

残障肯定疗法和我的思想受到过一名重要学者及其开创性著作的深远影响（Wright, 1983），特别是其传达的价值信念（Wright,

1972）给残障肯定疗法提供了根基。虽然这些信念都是关于康复心理学的，但是同样非常适用于残障心理治疗领域。具体可参见表2-1。

表 2-1　参考自康复心理学的价值信念与 D-AT 相关延伸的对照

序号	参考的价值信念（Wright）	D-AT 的延伸（Olkin）
1	不管残障程度如何，都不能因此改变每个人都应拥有的被尊重和被鼓励等基本权利。	不能因为残障而改变心理治疗中有关倾听、同理和不评价的基本原则。
2	在康复工作中，要充分关注个体的资源。	残障肯定疗法注重个体的优势、成长与有效的应对方式。
3	康复治疗应该尽可能充分地寻求来访者的积极参与。	心理治疗需要来访者积极地参与协作。
4	来访者不是一个孤立的个体，而是包括了其背后的家人等更广范围的背景因素。	残障不仅会影响个人，还会影响残障者的伴侣、子女、父母、手足或其他亲属，甚至包括个人所在的社区。
5	因为每个个体都有其独特性，遇到的问题也具有差异性，所以每一个康复治疗计划都应该是量身定做的。	残障肯定疗法需要搜集九个模块的信息，为来访者制订个别化的概念化治疗方案。
6	在个体的康复治疗中，应谨慎使用基于群体数据得出的推论来做预判。	由于循证疗法大多基于非残障群体的研究数据，因此在残障者的治疗过程中，要考虑来访者个体的需求和能力特征，然后做出一些调整，并谨慎使用。
7	残障对个体的影响有多大，与该个体对自己及其残障的主观感受有关。	残障对个体的影响，与其信念、自尊水平和价值观更为相关，而非伤残的程度。

续表

序号	参考的价值信念（Wright）	D-AT 的延伸（Olkin）
8	个体的残障程度受到环境的影响。	残障是一种社会建构的产物，因此受阻碍的程度会随环境、任务、政治、经济和社会等因素的变化而变化。
9	整个社会需要坚守为包括残障者在内的所有人提供生活资源的基本原则。	残障肯定疗法不仅关注残障个体，而且涉及对整个社会的倡导，并且为推动社会正义和促进资源再分配等社会变革而努力。
10	应该主动且有效地将可能有利于残障者的法律或社群信息传达给他们。	治疗师有一定的责任引导残障来访者，尤其是与那些刚致残的来访者一起，去了解残障文化与社群，包括他们可能会用到的相关法律或经济资源。
11	在协助来访者进行日常生活安排和资源使用的时候，要以能够让他们回归到社区的一般生活中为基本出发点。	残障肯定疗法致力于让残障者能够与所生活的社区充分融合，而非只是被社区接受。
12	来访者除了要面临特定残障类型的特殊问题之外，还遭受着社会弱势地位与污名的影响。	残障肯定疗法关注残障者作为受污名与压迫影响的群体的共通问题。

　　另外，还有一些关注边缘群体的专业人员也对我和本书具有重要的影响，例如"残障肯定疗法"这个名称是类比于"同志肯定疗法"的。最后，关于白人特权、偏见与污名的相关著作，以及数不清的残障学研究文献，都对本书的完成起到了关键的作用。

　　当然，值得一提的是，虽然我没有接受过康复心理学的专业训练，但是该领域从各方面都给我提供了丰富的信息。我所接受的训练是较少关注病理性的咨询心理学，多从优势角度看待人。我也接受过家庭治疗方面的训练，该训练让我拥有了系统性思维。另外，我也接受了与残障相关的社会学、医学人类学和文学训练。最后，帮助我完成这本书的还有我个人作为残障者的经验，以及我的学生、来访者的经验。我想，随着我不断地学习与成长，我一定会将一些新的信息和经验更新到这本书中。

本章讨论问题

1. 为什么在美国，很少有关于残障心理治疗的质化研究？

2. 残障来访者与服务提供者对治疗的想法有何异同？

3. 在门诊心理治疗中，残障者会遇到哪些障碍？

4. 在残障心理治疗中，多元文化因素对目标与关系有何影响？

5. 本章中综述的研究结果，可以给治疗师提供什么样的建议？

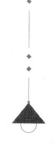

第三章
山姆的案例

　　本章所要提供的案例的主人公，是一个真实的来访者。我已经获得了对方的许可使用该案例。之所以使用一个完整的案例，是因为想要保持心理层面的一致性。如果是将几个案例拼凑在一起，可能就会失去这种一致性。而且真实案例的丰富性是虚构案例做不到的。这个案例的主人公会在本书中不断出现。我在介绍完残障肯定疗法的框架之后，也会重新回到这个案例来尝试进行个案概念化。因此本书接下来的章节也会使用它来具体说明残障肯定疗法的各个部分。

案例报告

基本信息

　　山姆是一名 57 岁的白人男性。2 岁时，他患上了脊髓灰质炎

（也称小儿麻痹症）。他单腿装有支架，使用拐杖、电动轮椅或代步车等辅助工具出行。他50岁的时候退休了。目前，他已经和比他小10岁的韩国配偶一起，在他的公寓里居住了10年。他每天都会吸食大麻，这一点让他的配偶埃迪感到很不开心。有时候，他们会一起去教堂参加周日的礼拜。山姆对于参加这些宗教活动，内心是感到一些矛盾的。

转介信息

另一名男性治疗师与山姆进行了15次会谈之后，将其转介给我。他和山姆一致认为，残障议题是一个关键点，所以需要将山姆转介给一个更加了解残障的心理治疗师。我觉得这很奇怪，因为一般的转介不会在进行了这么多次会谈之后才发生。我想，原因可能是那位治疗师并没有做好充足的准备来接待残障者。当山姆打电话给我时，他说他即刻就需要一个了解残障议题的心理治疗师。然后，他询问了我关于费用的问题，也就是他是否可以使用某项当地的医疗保险。当得到否定的回答之后，他很愤怒，并且认为我没有能力处理他的残障议题。他咆哮着说："你是个专家却不能处理这件事，那你有什么用？"当时的我坚持我的回应。几分钟后，他甚至说他可能会因此自杀，之后挂断了电话。我不知道他的号码，所以无法回拨给他。还好10分钟后，他又打过来了，并表达了歉意。最后我们约定了第一次见面的时间。

症状表现

在第一次会谈中，山姆不停地说着他过去的就诊信息，包括他看过的治疗师的姓名（其中一个是精神科医生）、他服用的药物的名称和频率（有好几页的表格）以及他的症状和行动计划。他告诉我，诊断显示，他可能患有双向情感障碍、注意缺陷多动障碍（ADHD）以及创伤后应激障碍（PTSD）。他也说到了他在电话中冲我发火的事情，对我当时坚持自己的答案表示认同，并承诺这种事之后不会再发生。他说他过去也像那样冲人发火甚至大喊大叫，因此有时候会被人赶出门。那些行为有时候也会为他带来好处，但更多的是随之而来的内疚感、羞耻感和强迫性的负面想法。

之前他在电话中提到的医疗保险问题是一个误会。其实他并不是询问他的费用是否可以报销，他需要的是我提供一些信息让他可以用保险表单的形式记录下来，他自费支付。后来，我协助他完成了表格内容并记录日期，然后将这些资料复印，在每次会谈后提供给他。

大约在治疗的第一年中，山姆经常说自己正在"愤怒发作中"，或者说自己很抑郁。他一直认为自己患有双向情感障碍，直到我告诉他我的看法。我认为他的愤怒不是躁狂症引起的，他现在和过去的资料中也没有他患有躁狂症的信息。而关于抑郁，他的确有重度抑郁的情况，而且从小就容易心情低落。山姆在治疗过程中经常会哭泣。而且，当他被情绪淹没的时候，他的手部动作开始变得飞快，谈话的内容也变得混乱，他甚至会忘记我们正在谈论的是什么。最后他会退缩，并用悲哀或者很敷衍的语气说："我现在该做什么呢？"

山姆与埃迪的关系在治疗的过程中发生了一些变化。最初的时候，他们之间似乎缺乏安全感，关系有点不稳定。一段时间后，他们彼此许下承诺，并走入婚姻。至此，他们已经在一起 15 年了。这是初期治疗中他与治疗师谈论的一个重要内容，另一个内容是关于山姆吸食大麻的问题。但一开始，他不认为每天吸食大麻 14 次是个问题。后来经过治疗，他意识到吸食大麻对他的记忆力和思维都有负面影响。虽然他最终没有完全戒掉大麻，但是他将每天吸食大麻的次数降为 6 次，也将每晚喝酒的量从 3 杯减为 1 杯。以下是治疗初期我们的对话示例：

> **山姆**：我需要大麻来帮助我减轻疼痛！总是那么痛让我很受不了。
>
> **我**：如果 10 分代表你能想象的疼痛的最高程度，那么 1 分到 10 分，你觉得几分能够代表你现在的疼痛感？
>
> **山姆**：大约是 4 分。
>
> **我**：大部分时间都是这样吗？
>
> **山姆**：我不知道（他嘟囔着）。有时候会是 7 分或 8 分。
>
> **我**：分数达到 7 分或 8 分的时候你就会吸食大麻。
>
> **山姆**：现在你说话的语气很像埃迪。他经常劝我戒掉。

目前的生活状况

山姆和埃迪住在一栋两层的房子里，有通往二楼的升降椅和通往一楼的电梯。由于埃迪的缘故，空间非常杂乱，不方便出入。埃迪养了很多狗，这给山姆增添了很多麻烦。有一次，一只狗怀孕了，后来生了 4 只小狗。埃迪隐瞒了这件事情，后来又说他是准备以 1000 美金的价格去出售小狗赚钱。山姆知道，这只不过又是这位失业者众多所谓创业计划中的一个而已。

山姆因残障导致的疲劳和虚弱而提前退休。在退休之前，他是一名周游世界的项目经理。他曾经使用一些电子清单来应对自己出差过程中的焦虑，例如用清单写下自己要使用的药物。埃迪的工作一直断断续续。他曾经找过时薪最低的工作，然后离职，又去找新工作。后来埃迪在某一份工作中得到提拔，并且稳定下来。但这样一来，山姆与他的相处时间变少了，这让山姆很不开心。后来山姆发现，如果他减少对埃迪发脾气的次数，他就会得到更好的回应。

山姆的人际关系网络，包含了埃迪的一大家子成员、几对同志伴侣，以及一个同样患过脊髓灰质炎的男同志。

山姆在治疗中说过的一些话

以下是一些山姆在治疗初期所说的话。从中可以看出，他对很多机构都感到不满，并试图提升对方的残障平等意识。

"如果你不为我做出调整，那你就给我造成了障碍！医疗机构根本不听我的需求，他们不会考虑我的残障所需要的合理调整。"

"我把书给他，但他是不会看的！"（这里山姆提到的书是布鲁诺关于脊髓灰质炎后遗症的书。这里的"他"指代了很多他交涉过的人。）

"她们是一群没见识的老女人，很无知，却妄想控制一切，会当着你的面骂人。"（山姆是在说一个脊髓灰质炎

支持团体的事情，或许他口中的这些"老女人"也包含
了我。）

"他们根本不想改变。"（在谈到他加入的教会的时候，
他的语气很哀怨。）

成长史

山姆出生于美国中西部的一个小镇。他有两个哥哥。父母都是
高中毕业，基督徒，现已离世。他成长的地方是一个偏僻的农村，
他从小在农场里长大。那时家中没有暖气和空调，冬天的时候他只
能靠打开烤箱的门来取暖。

山姆最早的记忆是他 2 岁时在医院里的一个情景。当时他因脊
髓灰质炎而住院。他记忆深刻的画面是他想要爬出婴儿床，却被
床单缠住了，于是他就在悬挂着的床单中睡着了。后来发生了什么
他就不记得了。住院期间，还有两件让他记忆很深刻的事：一件
是他在医院里被推入水中，他有被困住的感觉；另一件是虽然圣诞
节家人接他回家团聚，但是之后他又要回去住院，这让他感到焦
虑和难过。

开始进入治疗前，山姆和他的一个兄弟及其妻子发生过一次争
吵。事情本来只是讨论吃饭的地点而已，但后来因为山姆的无理取
闹，导致了冲突升级，以至于有一段时间山姆的两个兄弟都没怎么
理他。后来有一次山姆参加兄弟的周年派对，山姆做出了一次巨大
的让步，这才让他们的关系得到了缓和。但其实，山姆自己也不太
能够容忍自己居然冲兄弟及其妻子发火。总之，他深知争吵永远不
能解决问题。

山姆在 20 岁的时候，向他的家人说明了他的性取向。首先他告诉了他一个同样是同性恋性取向的兄弟，然后告诉了他父母。后来他搬家到加利福尼亚成为嬉皮士和同志社群的一员。他在 20 岁出头时，因为喉癌而住院接受手术和放射性治疗。虽然他完全康复了，但是这也让他想起了小时候住院的经历。他感到再次住院是很痛苦的事情。20 多岁的时候，山姆有了第一次恋情。当时他们都计划一起出国了，而且山姆也确实先出国等待对方了，结果却在异国他乡收到了对方的分手信。山姆心都碎了，觉得自己被抛弃了。于是他下定决心再也不陷入爱河了。他说，虽然他爱埃迪，但是他再也没有拥有过与初恋相同的感觉了。

山姆过去所去的教堂，有一扇他自己无法打开的很重的大门，而且它经常是关着的。针对这一点，山姆和教会的人讨论过很多次无障碍的问题，也拿出相关规定来和他们对质，不过没什么效果。在我们的心理治疗进行了 6 个月之后，他改为加入现在这个教会。但他还是偶尔会因为礼拜仪式的问题和教会里的人发生争执。

在我们回顾每周发生的事情的过程中，我曾两次看到山姆陷入极度沮丧、无助的儿童化状态。第一次是他谈到参加教会的一个静心工作坊的经历。当时他被邀请躺在地板上，但对他来说，这会唤起他对脊髓灰质炎的闪回记忆，所以他拒绝了，并且后来离开了现场。第二次是他谈到他做白内障手术。当时山姆想与他的麻醉师说明一些脊髓灰质炎的特殊事项，但是麻醉师并没有认真在听。于是他拔掉了手臂上的输液管，坐在手术床上开始大喊大叫。结果，护士进来安抚了山姆，清理了房间，并请来了另一名麻醉师为山姆服务。山姆觉得，他好像一直要为自己的日常生活而战斗。

　　我：山姆，对于你不喜欢的事情，你能作出一些反应去叫停。

　　山姆：麻醉师根本没有在听我说话！

　　我：是的，但你最终争取到了你的权利。

　　山姆：我不得不那么做，尖叫，拔掉管子！

　　我：除了这些之外，你还能想到什么可以帮助你阻止你不喜欢的事情发生？

　　山姆：你的意思是？

　　我：（躺到了地上，重复山姆之前的描述。）我现在躺在手术床上，手臂上有一根输液管。做手术的外科医生还没有来，这里只有两个忙里忙外的护士，以及一个好像忙到都听不进去我刚才对他所说的话的麻醉师。告诉我，我现在可以怎么做？

　　山姆：（神态像一个 5 岁的孩子。）我不知道！

　　我：山姆，你看，如果我这样说会怎样？（假装在对旁边的人说话。）"我想要撤回我对这次手术的同意书。"

　　山姆：那他们可能会重视这件事情。

　　我：那么，你能够这样做吗？

　　山姆：我不知道。（说这话的时候他基本上平静下来了。）

心理评估

山姆长相英俊，高约178厘米。他通常穿着带纽扣的衬衫、休闲裤以及皮夹克外套。他看起来很有男子气概，但比实际年龄显老，而且带着一种疲惫感。他经常皱着眉头，有点儿阴沉的感觉，让人觉得他很凶。在会谈过程中，他经常会以儿童的口气开始他的抱怨与咆哮，例如抱怨"他们应该读读相关的书"或者"教会总是言而无信"等等。山姆在进入心理治疗室后，总是会问候我最近过得怎么样。他也有一套标准化的动作。首先，他走进治疗室，将拐杖放在地板上，放下背包，取出水瓶，摘下眼镜，拿出一支笔，最后把自己安顿在椅子上。但是之后他又会发现眼镜、水瓶或笔不见了，于是会找一次。在每次会谈结束后，这套动作中的大部分会倒过来再做一次。

山姆退休不久后，当时的治疗师让他立刻进行一次心理评估。那个时候也是山姆焦虑和抑郁最严重的时候。他在韦式成人智力测验（WAIS）中的得分为30分（操作分测验）和88分（言语分测验）。这两个测验得分有明显的差异。另外，山姆反映自己无价值感、爱自我批评、丧失兴趣和快乐、悲观、优柔寡断、易怒和易焦虑、注意力不集中、过度担心和思虑、对挫折的耐受力低、睡眠时间增加以及疲劳感增加等情况。心理报告也指出使用酒精和大麻是他减少痛苦、保持理智的应对策略。最终的诊断是山姆患有抑郁症（DSM-5）并伴有轻度认知缺失。整体性功能评估（GAF）的得分是45分。但是，在上述评估结果中，我对智力评估的结果心存怀疑。首先，山姆长期饮酒和吸食大麻会影响其智力水平。其次，他当时的极端情绪状态也可能暂时性地影响了他的智力测试。最后，他过去的工作表现不错，这和测验结果颇为不符。

特别是当山姆谈到他以前的工作时，当他回忆起我们谈论过的事情并将其相互联系时，以及当他谈到他为轨道工程项目开发的计算机系统时，可明显看出他的智力水平应该是很高的。但他因为每天都吸食大麻而导致注意力、记忆力、行动力都明显减弱。一开始，他每天吸食大麻约 14 次，经过大约两年的治疗，他减少到每天 7 次。治疗过程中，他在我的敦促下，制订了一个 6 个月的戒断计划。6 个月后，他的确不吸食大麻了，当时他把剩下的所有大麻都交给了一个朋友。但持续了两个月后，他有一次实在太痛苦了，受不了了，于是又开始每天吸食 5 次大麻。那时候他就决定不再戒了，而最终将吸食大麻的频率保持在每天 6~12 次。山姆会在车里放大麻，埃迪对此非常反对。埃迪认为警察如果发现他这个具有同志身份的残障移民车上藏有大麻，会惹来大麻烦。但山姆不以为意，这使得他们每次的开车度假旅行都很不愉快。

山姆过于严肃，缺乏幽默感，为人自私且没有同理心。他也不否认这些。当我和他讨论同理心的话题时，他很不耐烦，并且会很生气地说："我不是告诉你，我很自私吗（为什么还要讨论同理心）？"

在初次会谈的时候，山姆的功能性水平很低。整体性功能评估（GAF）的得分是 31 分。一年后他的得分提升到大约 40 分。三年后他的得分提升到 60 分，并且有持续改善的迹象。在治疗的尾声，也就是五年后，这个得分升到了 81~90 分。我们的治疗频率也降为了每月一次。

DSM-5 的诊断结果：

296.32　重性抑郁发作，复发性，中度，目前部分缓解

300.4　　持续性抑郁障碍，早发性

305.30　大麻使用障碍，中度

301.83　边缘型人格障碍（初期，有可能在 3 年内缓解）

药物建议：莫达非尼，安必恩，维柯丁，欣百达

治疗关系

在治疗刚开始的阶段，我每次和山姆结束会谈，都会有一些不知所措和筋疲力尽的感觉。这可能有一部分原因来自我承接了他内在的强烈情绪，但大部分原因来自我要时刻保持警惕，因为一不小心，就可能带来麻烦。例如有一次，山姆在得知我正在开展一项关于脊髓灰质炎疼痛后遗症的研究之后，就主动去参加一个相关的支持团体，试图帮我招募研究参与者。在那个团体里，他不但迟到，而且一加入就想掌控团体来讨论我的研究。当遭到团体带领者的制止后，山姆却没有停止。最终冲突升级，直到山姆猛拉一把椅子的时候撞到了旁边的一名女性，引来了保安，山姆才离开了现场。这件事情发生后的某天，我在一个研讨脊髓灰质炎的会议上遇见了该团体的两名参与者，才得知了此事。有趣的是，她们表示对山姆很同情。就这件事情而言，她们认为山姆也很不容易。后来，在那之后的会谈中，我和山姆讨论了这件事情。山姆跟我坦白，他差一点就不想来见我了，因为我让他很生气。他认为那次是我故意害他的，并觉得我会和那些批评他、责骂他的女人一样。我接受了他的愤怒，并为我可能引起他的这些感受的行为表示了歉意。我也表达

了我听到他说我是"故意害他的"这样的观点而感到难过，也询问了他这样想的原因。

山姆一开始不太能和我探讨性的话题，我也没有追问。不过几个月后，他主动和我说到了他和一个网友的性互动。这是一个重要的时刻，因为这代表了他对我的信任，而这能够让我看到他的更多面，让我和他一起体验那个过程，并且表示他愿意更加投入地治疗。他说，与我分享这些事情是冒着风险的，因为我有可能会以拒绝和否定的姿态回应他。我想我很好地接纳了他的这个层面。这一段治疗还是很不错的。但是，很多时候我还是表现出对他的不满，因为他实在是太缺乏同理心了。很多次在会谈进行了 20 分钟之后，我就会觉察到自己的姿态、语气和说话内容都显得对他很不满。每到这时，我都需要调整呼吸，提醒自己从我的世界中退后一步，并进入他的世界，这样可以帮助我更好地接纳他。虽然从长远来说，我对他释出同理心会对他的治疗有帮助，但是有时候这也会让缺乏同理心的他感到难以忍受。

作为一个同样是早年患有脊髓灰质炎的残障者，我有时候会分享一些我的个人经验。例如有一次，我告诉他，我最近参加了一次派对，在进入场地后，有人立刻主动给我递食物，也给我拿椅子。我对此感到开心。但是他说，那样接受他人的帮助，对他来说太困难了。他对我说，听到这些他会有绝望的感觉，会觉得和我的距离拉开了，因为他不可能达到像我那样对待"残障"的境界。因此，我也很担心，他在阅读我的另一本书《心理治疗师应该知道的残障那些事》（*What Psychotherapists Should Know About Disability*）时，会加深这些感觉。

治疗的第三年，山姆的抑郁症状明显减轻了，但效果的维持相当困难。吸食大麻的问题也是如此。另一个很重要的方面是山姆缺乏高品质的快乐体验和亲密体验。在他情况比较好的时期，他努力学习和尝试改变。但通常几周后他就会因为疲倦或悲伤而再次感到无力和绝望，甚至有时候会说他不想再过这样的生活。让人意外的是，除了那次他觉得我是故意害他的事件之外，他在整个治疗过程中，从未想过自杀。山姆对于来找我治疗是有所期待的。因为他知道虽然有时候会伴随一些痛苦，但是这样的心理治疗对他很有帮助。这一点，从他对我们的会谈内容的很多反思中可以看出来。几年后，山姆对于我们之间冲突的宽容度有所提升。例如在讨论他为什么不和埃迪结婚的时候，我质疑他的说辞，并推动他觉察自己的潜意识。这次对话有点尖锐，不过他最终还是表达了自己更深层的恐惧。就在那一周，山姆与埃迪谈了谈，埃迪同意结婚，于是不久他们就进入婚姻了。

个案概念化

这位男性案主认为人生只有两种选择，要么成为施暴者，要么成为受害者，他表示宁愿选择前者，所以在他内心形成了一个令人生畏的愤怒角色。他小的时候，被母亲告知是他毁了她的人生。而父亲没有尽到责任来保护他。母亲从小对他的要求不低于非残障者，甚至更高。他的兄弟们抱怨他占用了家庭过多的时间和精力。所以他很早就知道自己作为残障者，是不被接受的。而后来他意识到自己是同性恋并很快"出柜"后，得到的回应更让他内设了自己"坏透了"这种观念。在他的内心，他很不能接受自己是一个自私的残障男同志。在心理治疗的过程中，我们也不断谈及这个关于接纳的话题。他认为人们都不能接纳他，也包括我。他认为我在治疗室对他的接纳行为，只是为了工作。因此，他会采用隐藏的策略。例如，在残障群体中他不会暴露自己对残障的否定，在同志群体中他也隐藏自己身体的真实状况。这样的多重少数身份，让他感到人生充满悲伤和绝望。而且当他体验过短暂的幸福和快乐之后，绝望感会因为这些幸福和快乐的消失而越发深切。

山姆的思维是两极化的，例如"施暴者"或"受害者"，"我好转了"或"我完全没有变好"，"母亲是爱我的"或"母亲一点儿也不在乎我"。他的内在没有关于玩耍和快乐的体验，因此生活的全部对他来说就是在农场的工作而已。残障这件事情贯穿了他的童年，但却不被允许公开讨论。他的父母晚上抱他上楼睡觉，早上又抱他下楼工作。即使这样，父母还是期待他能够至少像一般非残障者一样能干。因此，山姆从小内化了这样的两极化思维，并在长大后使用隐藏的策略来否定自己的残障。

治疗过程

山姆在接受我的治疗之前，有两年的心理治疗经验。他与第一名男性治疗师的治疗持续时间很短，与上文提到的第二名男性治疗师总共进行过 15 次会谈。他与第一名治疗师的治疗是因为一次疑似危机事件而终止的。那时候，治疗师认为山姆要自杀，于是报了警。警察去了山姆家。治疗师的行为让山姆很生气，他认为治疗师不应该这样干预他的生活。他认为即使他要自杀也是他自己的权利。况且，他从未想过要真的结束自己的生命，他认为治疗师也是明白这一点的。山姆抱怨说："他一点儿也不理解我！"山姆还抱怨那位治疗师的治疗场所有两级台阶，不方便他进入。并且治疗师没有采取改善的措施，也没有阅读与残障相关的书籍（上文中提到的那本书）。后来的第二名治疗师的室内空间相对无障碍一些。山姆也同样给了他一本关于脊髓灰质炎的书，或许这位治疗师也没有阅读，而山姆最终也没有能够和他建立起很好的治疗关系。随后山姆断言，根本不会有非残障者能够理解他。所以后来他联络到我的时候是兴奋的。不过对于一名女性残障心理治疗师，他也同样有所疑虑和担心。对于这一点，他当时并未承认，也或许是他根本没有觉察到。

山姆最初对治疗的期待是能让他"感觉好点"。但是他只能模糊地说出那是一种感觉，而具体怎么"好"他无法解释清楚。他说他想要改变自己的想法。这就很适合使用认知行为疗法来帮他修正偏差信念。例如，我听他提到过很多在他生活中出现的人，他却说自己没有朋友。于是我请他将那些人的名字写下来，最后发现他有14个称得上"朋友"的人。当他再次断言他感到孤单的时候，我会提醒他查看一下这张清单。最后，他对自己的孤单感有了新的认识——有时候，那是一种觉得自己很难与他人相处、与他人联结在一起的感觉。心理治疗圈中常说的一句话是：感觉是会骗人的。

对于涉及山姆更为核心的信念系统的不合理想法，治疗会更困难一些。他的其中一个核心信念是，他认为他有失去生命的危险。这是由于他在婴儿时期被吊在床上的经历所致。那个时候他还不会使用语言，不会呼救，他也无法挣脱床单的束缚，因此体验到一种强烈的无助感。他还有一个核心信念是他认为自己是有缺陷的。这两个信念相互作用：一方面，他要努力活着；另一方面，这样的努力是为了一个"有缺陷"的人，让他感到不值得。因为他内心坚信自己是一个"有缺陷"的残障同志，所以他会感觉自己追求被爱是自私的。在整个治疗过程中，我们的会谈焦点逐渐变换。第一年，我们聚焦于他的生活功能、自动化思维、应对抑郁的认知行为策略以及社交圈的拓展。到了第二年，随着他功能上的改善和抑郁的减轻，我们的治疗焦点转向了他的核心信念。我并没有挑战他的信念，而是去同理他。他无法接纳自己，是因为他的父母从小就不接纳他，而且现在他的兄弟也无法容忍他。当我指出这些事实时，山姆会体验到绝望感。他觉得父母过去没有满足他的需求，以至于现在他根本就好不起来了。另外，当我和山姆讨论自我接纳或自我照顾的话题时，他很难理解。最后，还有一个经常出现的模式，就是当他谈论他想要做 B 时，他都会认为要先做 A。但我会提醒他，他可能已经谈论 A 两年了却还没有去做。他也开始逐渐意识到他需要将想法化为行动，通常想得太多反而阻碍了他的行动。例如，他总是说要等到感觉好一些的时候才能去戒掉大麻，但我会告诉他，不管感觉怎样，他都可以去行动了。

进入治疗的第三年，山姆的抑郁症状得到了显著的缓解。他也随之体验到了更多生活的乐趣。例如他扩展了自己的朋友圈，而且几乎每天都会出门散步。这些都让他心情愉悦，发脾气的次数也减少了很多。不过，当他状态不好的时候，他会再次落入两极化的思维漩涡之中，担心自己被丈夫或治疗师等人抛弃。有一次，山姆跌倒了，那条被脊髓灰质炎影响最大的腿受了伤，他的情绪因此十分低落。于是他打电话和我进行了一次必要的电话会谈。我提醒他可以使用哪些应对策略来防止抑郁症再次发作。

山姆会在与我的电话会谈中，和他患有脊髓灰质炎的朋友一起，大声朗读和讨论我之前写的那本书。他对那本书的心情是复杂的，既好奇又有点害怕。"残障者的弱势，来自他们需要去靠近健全的标准"这句话对他来说印象深刻。这也概括了他的母亲是如何抚养他长大的。他的表兄弟们也觉得山姆的母亲就像是一个"中士"，总是不停地向山姆发号施令。由此出发，也引出了一次我与山姆关于他对残障身份的接纳的讨论。部分对话请见下文。从对话中也可以看出，虽然山姆的情绪得到了缓和，思维也不会被情绪淹没，但是维持这个主题的讨论依然是很困难的。

山姆：我有一个在丹佛的朋友，邀请我去他那边玩，我也可以去那里旁听美国民主党召开的大会。我或许不应该聊这个。我还想去泰国看看我的朋友，不过不知道可不可行。（他开始抓挠手臂，那是个焦虑的信号。）

我：为什么不可行呢？

山姆：我有可能会死在泰国。因为我有一个朋友的母亲就死在那里，朋友说是医院的过错。

我：听起来你对泰国的医疗很没有信心，如果你生病的话？

山姆：不，是因为我的脚很容易严重感染。如果没有使用正确的抗生素的话，我就很有可能死。但我可不想死，我梦想着退休后要去世界各地看望我的朋友。

我：残障让你可以提前退休，但它也在你退休后跟随着你。

山姆：（眼眶湿润着说）也许我再也不可能实现我的梦想了，也许我也不可能去泰国了。

我：如果现在你选择放弃那个梦想，你会感到轻松一些吗？

山姆：是的。（他停住了，不停地抓挠手臂，看起来更不安了。）我不接受自己是个残障者。我无法从镜子里看自己胸部以下的身体，我不喜欢。（他忽然停止抓挠手臂，直起身来说。）我们刚才在讨论什么，我好像偏题了？

我：我们正在讨论自我接纳，一个已经出现过很多次的话题。

本章讨论问题

1. 回顾山姆的治疗过程，你可以看出有哪些与残障有关的关键事件对他的成长发挥了重要的影响？

2. 山姆经常遇到的微歧视有哪些？

3. 在山姆的关系网中，你认为哪些因素是最具挑战性的？如果你是山姆，你会如何应对？

4. 有什么可以支持或排除"边缘型人格障碍"这一诊断信息？

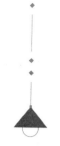

第四章
D-AT 模块一：残障现状

心理治疗师可以从了解残障来访者的当前状态开始工作。正如你接待一般的抑郁症来访者一样，你一定会先了解对方的当前症状，然后才会去进一步搜集其过往的信息。接待残障来访者也同样可以先从了解残障者的当前状态、残障发展过程以及未来预期开始。其中的几个关键点是，要去了解他们的疼痛与疲劳的经历是什么、睡眠是否受到影响、有什么行动的风险、未来的残障发展和不确定性以及是否影响到他们的寿命等等（Olkin, 1999）。

在第一章中，我们使用伤残、残障、障碍等不同的词语来表达不同的含义。伤残指的是身心健康方面的现实状况。对山姆来说，"伤残"是指他的脊髓灰质炎，其表现为腿部虚弱无力。"残障"指的是伤残后的直接后果。山姆的"残障"表现为行动不便，腿部需要支架，使用电动轮椅，无法爬楼梯或无法坚持站立几分钟等等。最后，"障碍"产生在残障者与建筑环境或者人际的互动中，这些互动可能引发残障者的心理问题，进而影响到他们的健康。这类互动中的"障碍"表现在经济、教育、政治、金融和人际交往等方面（WHO, 2001）。因此，当人们称自己为残障者时，那是在说他们的某些功能受到了"阻碍"，而不是在说生理上的"伤残"。在过去的30年里，美国残障社群一直在使用"以人为先"的语言。但从第一章可以得知，英国已经开始转向"以残障身份为先"的语言了——也就是更强调残障者是被"障碍"所累的人。学者们认为美国也在朝着这个方向发展（Dunn & Andrews, 2015）。

看完上文对不同词语的阐述之后，当你向你的来访者搜集与残障相关的资料时，你会如何用词呢？其实没有完美的答案。千万不要追求所谓的政治正确而回避残障话题。你可以直接问对方："残障对你来说意味着什么？"不管你一开始如何开启残障这个话题，你总是可以先使用"残障"这个词。然后，当你的来访者回应你的时候，例如他说"我患有脑瘫"，那你接下来的回应可以是"我知道脑瘫有很多种类型，你可以具体说说你的情况吗"。事后你再去了解一下脑瘫的资料也是很有必要的。比如说，如果你了解了与脑瘫相关的认知障碍，下一次你就可以进一步与你的来访者讨论他在学习方面可能会遇到的障碍（Rosenbaum, Paneth, Leviton, Goldstein, & Bax, 2007）。然而，如果我问山姆他的脊髓灰质炎是否给他带来了任何认知障碍，他会感觉到深深地被侮辱了。这是因为，脑瘫可能会影响认知功能，但脊髓灰质炎不会（Bruno, Cohen, & Frick, 1994）。这样的问题也涉及残障者经常会遇到的"扩散效应"，也就是假设残障者的"残"影响到了他的方方面面（Wright, 1983）。这也是山姆常常遇到的情况。所以如果我那样提问的话，好像我在假设他的"残"影响到了他的"脑"。这会让他感到生活中的不良体验在治疗室中重演，这样的治疗就不会有效，也不会形成任何修正性体验。但如果你确实不知道脊髓灰质炎是否会影响到认知功能，我的建议是，为了保险起见就先别问，在下一次治疗前去查资料就好。

还有一些提问是不太恰当的。例如，"你怎么会让自己变成这样？"这类问题暗示着人们需要为他们的残障状态负起个人的责任。随着当代身心医学的发展，越来越多的研究发现健康习惯与疾病之间存在关联性。例如，有学者发现有牙周病和牙菌斑的人更容易得心脏病（Pihlstrom, Michalowicz, & Johnson, 2005）。这让我们更倾向于将残障归咎于个人的责任。但是这会让部分残障者很反感，觉得自己被指责了，却没有得到任何帮助。因此，像上文那样的问题并不是一个恰当的问题，不仅搜集不到有用的资料，反而强化了来访者被指责的感觉。

症状表现

当你了解了来访者的残障类型和基本信息之后，你还需要搜集与其具体症状、发展过程以及它对生活的影响等相关的信息。具体的问题可参考专栏 4-1 中的内容，但不要像完成一张清单一样去提出这些问题。这些问题可能很微妙，包含着一些情感信息。当你捕捉到这些情感信息的时候，先不要急着追问。记住它们，然后在之后的治疗过程中寻找恰当的机会，再展开进一步询问。如果没有那样的机会，你也可以选择在第四次会谈之后，征求对方的同意来进行更深入的讨论。这就像是你在进行心理评估之前，需获得来访者的知情同意一样。你可以这样开始："你介意我们今天多花一些时间来更全面地了解你的残障吗？"

 专栏 4-1 搜集残障相关信息的参考问题

- 你的残障是什么？

- 你是何时被诊断的？

- 你接受诊断的过程是怎样的？（例如，检查身体的方式是怎样的？是否花了很长时间？是否有误诊的经历？）

- 这个过程后来对你有什么影响？

- 你的伴侣、子女或者家人对于诊断的反应是什么？

- 诊断对你的日常生活产生了什么影响？

- 你会感到疼痛吗？（在哪个部位？频率如何？程度如何？如果它阻碍你去做你想要做的事情，那么这种被阻碍的频率是多少？）

- 你会感到疲劳吗？（频率如何？如果它阻碍你去做你想要做的事情，那么这种被阻碍的频率是多少？）

- 你在过去的一年里有跌倒的经验吗？你采取了哪些措施来避免跌倒（例如减少活动、安装扶手或是坐着洗澡）？

- 你身体上是否有需要特别留意的脆弱部位？在哪里？

- 是否有一些活动你从前可以做，但现在不行了？（是什么活动？怎么做的？如果它们曾经可以给你带来乐趣，那你现在会用什么活动来代替它们呢？）

- 你的残障的哪些方面对你来说是最困扰你的？

- 你目前的身体状态未来（例如 5 年内）会有什么样的变化？

> • 你现在的身体状态是否会影响到你的寿命？
>
> • 残障对你产生的积极方面是什么？
>
> • 如果你拥有一根魔法棒，可以让你的"残障"消失，你会想要吗？为什么？如果那样的话，你的生活会发生什么变化？

疼痛

如果来访者的残障状态包含了疼痛、睡眠困扰、日常活动限制、疲倦或愉悦的丧失，那么这些都将是治疗的重点。治疗师需要了解一些管理压力、疲劳和疼痛的简单技巧，例如练习正念、练瑜伽、打太极拳、写日记、转移注意力以及关于疼痛信念的认知重建（Ehde & Jensen, 2004）。你不必成为疼痛管理专家，但你至少应该对这些基础性的低成本技巧有所了解。

疼痛包含不同的维度（Robinson & O'Brien, 2010），所以可以用各种不同的方法来进行评估（Hawker, Mian, Kendzerska, & French, 2011）。通常在医疗体系中，会用"1~10"这类的等级分数来衡量患者的疼痛程度。也有其他类型的方法，比如说用不同的人脸表情、不同的颜色、不同的声音或者刻度表等，来让患者进行自我评估（Closs, Barr, Briggs, Cash, & Seers, 2004）。以上方式可能有用，但都不是来访者描述疼痛的主要方式。有学者发现，来访者更喜欢详细描述疼痛是如何影响他们的一天的，而且他们更喜欢"管理疼痛"的说法而不是"接纳疼痛"（Zelman et al., 2001）。在这样表达时，来访者更有掌控感。例如可以使用药物来适时地控制疼痛的程度，这样的话，来访者就能够维持一些有意义的活动或社交，减少因为疼痛而产生的焦虑和烦躁感。

要理解慢性疼痛对人的影响，可以想象它就像是电脑在后台不停地运行一个程序，这个程序占据了内存，因此让电脑的运行速度变慢。以我自己为例，我的身体每天都会经历疼痛，但我不一定会意识到。它不会影响我的日常活动，且处在一个稳定的状态，所以我也没有特别关注它。尽管如此，它还是占据了我的部分认知空间。我会下意识地不断监测它，来评估疼痛的程度、位置或性质是否发生了变化。如果疼痛的性质发生了变化，我就需要做一些调整，例如起身走动、冰敷或休息。我也可能需要弄清楚到底发生了什么造成了这些变化。这就要求我与身体保持较好的联结。这对于有慢性疼痛的残障者来说是很重要的。而有些人可能会抵触像正念这一类关于内在觉察与专注力的练习。我认为这将不利于他们提升自己的疼痛意识。因此，治疗师要鼓励来访者在学习了疼痛管理的知识之后，不断地加以练习。特别是要将技巧练习与疼痛的觉察结合起来，这样才能在有需要的时候很自然地使用所学的技巧。

有一种情况是，残障者想要做一些事情，但他们乐在其中的同时也可能会增加身体疼痛的风险。这时候就需要残障者自己评估风险与收益了。例如自己将杂货从车上搬到家里这件事情，如果有可能增加腰部的疼痛感，那么残障者可能就会选择不要自己亲自去做。做园艺同样会加重腰痛，但这件事情如果是残障者喜欢的、觉得有意义的，他可能还是会去做。虽然可以采取一些保护措施（例如加高花坛、使用带轮子的椅子），但的确还是存在风险。因此，残障者在承担增加疼痛的风险与享受活动的乐趣之间，需要找到一个平衡点。

即使是轻微的疼痛感，如果一直持续，也是难以忍受的。例如你一直牙疼，就算没有加重，时间久了也让人受不了。因此，在询问来访者的疼痛感受时，要特别注意细微的差别和每个人的特别之处，也要进一步询问疼痛对他们的生活的具体影响，或疼痛对他们的生活来说有什么样的意义。这方面没有标准的提问方式，但可参考专栏4-2 中的一些内容。另外，有学者发现，残障者越来越多地将接纳疼痛作为一个目标，而随后的关注点也从如何减缓疼痛，转向如何维持日常的活动和功能（McCracken, Vowles, & Eccleston, 2004）。

心理治疗师也应该了解一些可以应对疼痛的医疗方法。除了下文将会提到的药物治疗之外，还有通过阻断神经传导来减缓疼痛的一些区域性镇痛技术。例如使用经皮神经电刺激（TENS）设备来对特定疼痛区域发出脉冲刺激一小时，可以减缓疼痛达数天。TENS 设备是通过连接到疼痛区域的四个电极来工作的。使用的时候最好配合静坐。它不一定适合所有人，也不一定适用于所有身体部位。但它是一种人们在家里就可以使用的非侵入性方法，而且没有什么副作用。还有一些治疗疼痛的侵入性方法，例如注射麻醉类化合物、皮质类固醇或利多卡因等（Robinson & O'Brien, 2010）。不过大部分方法只能减缓约 40% 的疼痛（Turk & Winter, 2006）。

药物治疗

药物的使用是残障心理治疗中的一个复杂因素。残障来访者日常可能会使用一些药物，它们可能会影响使用者的认知功能，例如止痛药、抗痉挛药和肌肉松弛剂等。还有一些药物可能有其他副作用，甚至会让人成瘾。比如说，在对疼痛进行管理的时候，人们可能会使用非处方药非甾体抗炎药（NSAIDs，例如 Advil[1]）或阿片类药物。阿片类药物并不是对每个人都有效，也不是对任何类型的疼痛都管用（Robinson & O'Brien, 2010），这类药物都有相当大的副作用，且容易让人成瘾。对于心理治疗师而言，掌握这些药物及其组合所产生的作用和影响是非常困难的，而且超出了他们的专业知识范围。但是，因为你可能是唯一那个知道你的来访者都使用了哪些药物的人，所以你还是有一定的责任去评估，甚至有可能的话，要协助来访者处理他们与药物相关的问题。

> ### 专栏 4-2　描述疼痛感受
>
> 　　每个人的疼痛感受可能很难对他人说清楚，因为疼痛是很主观的。但我们可以尝试用很多方法来帮助我们表达。下面就提供了一些工具给你。如果你使用了它们，会帮助我更好地了解你的疼痛。如果有需要，欢迎关注和修改这些工具，这会帮助我更好地了解你的感受。
>
> 　　你可能有不止一处或者不止一种疼痛。在以下评估中，可能会针对最让你困扰的疼痛来让你回应，也有可能是针对你日常经历的所有疼痛来让你回应。
>
> 　　A. 请用 0~10 分的疼痛等级来描述你在日常一周内所经历的疼痛强度：＿＿＿＿

1　Advil，一种布洛芬药品名。——编者注

0 = 没有任何疼痛感。

1 = 非常轻微，几乎注意不到有疼痛感。

3 = 轻微但能注意到的疼痛感，例如有一点头痛的征兆。

5 = 中度且明显能注意到的疼痛感，例如血管性头痛。

7 = 占据你注意力的强烈疼痛感，如偏头痛。

9 = 占据你所有注意力的无法忍受的疼痛感。

10 = 你能想象或经历过的最强烈的疼痛感。

B. 请勾选符合你的疼痛的描述（根据最困扰你的疼痛来回答）：

☐ 痛	☐ 电击般	☐ 尖锐的
☐ 发痒	☐ 有灼烧感	☐ 麻木
☐ 阵痛	☐ 抽搐	☐ 灼热
☐ 手脚发麻	☐ 刺痛	☐ 局部疼痛
☐ 令人恼怒	☐ 钝痛	☐ 裂开般的痛
☐ 折磨	☐ 严重疼痛	☐ 刺激性的
☐ 发炎	☐ 擦伤般	☐ 肿胀
☐ 针扎般	☐ 剧烈疼痛	☐ 僵硬
☐ 一触即痛		

用你自己的语言表述：

_____

_____

_____

C. 请用下图来描述疼痛的位置：

请在身体所有感到疼痛的位置标记一个 ×，这种疼痛是每天或每周都持续发作的。如果你愿意，你可以在旁边写一个词来描述疼痛的类型（例如上一个量表中使用的描述）。

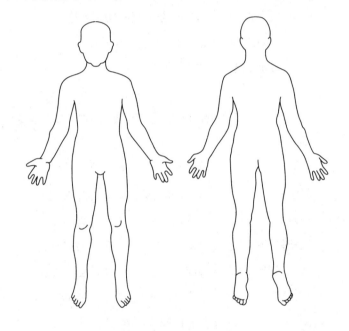

D. 请用以下的等级量表来描述疼痛对你的影响程度：

1 = 我一般不会注意到我的疼痛，所以我的日常活动不会受到影响。这种疼痛对我来说是非常可控的。

2 = 我只有集中注意力的时候，才会意识到疼痛，不过它也会一直影响我的心境。这在他人眼里是看得出来的，包括我的心情与行为的变化。这种疼痛是可控的。

3 = 我能清楚地意识到我的疼痛，所以我会采取一些措施来应对它（例如换椅子坐、脱下鞋子、伸展身体、走动一下或停止走动等）。但我仍然可以维持日常活动。这种疼痛大部分可控，偶尔不可控。

4 = 我明显感受到疼痛，且不得不为此调整我的日常活动。我可能会选择早归、休息、变换姿势、调整支架、更多地使用辅助设备或吃药等等。这种疼痛是不可控的，因为它对我的生活影响太大。

5 = 疼痛占据了我几乎所有的注意力。我只能停止我的日常活动，去努力应对它。这种疼痛超出了我的可控范围。

a. 在线上标记出今天你感受次数最多的疼痛的级别。

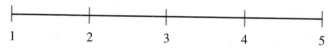

b. 在线上标记出昨天你感受次数最多的疼痛的级别。

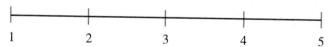

c. 在线上标记出你在日常活动时最有代表性的疼痛级别（例如，你当天所经历的没有任何不寻常，而你大多数日子都这样）。

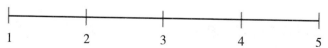

E. 请回忆你过去的疼痛经历。

你所经历的最痛的一次是哪一次？那是在什么情况下发生的？

_____

_____

_____

_____

对于你或者你的兄弟姐妹的疼痛经历，你的父母或其他家人是如何应对的？

_____

_____

_____

_____

有关疼痛，你从家人那里学到了什么？（例如能忍则忍、熬过去就好、坚持不放弃、善待自己、独自承受或一定要让他人知道等。）

_____

_____

_____

_____

针对抑郁症和焦虑症的心理治疗不仅针对来访者的当前症状，还要考虑到治疗结束后的持续影响（DeRubeis, Siegle, & Hollon, 2008；Hollon, Stewart, & Strunk, 2006），而药物治疗相对来说并没有这些愈后作用。另外，在心理治疗期间使用抗抑郁或抗焦虑的药物，可能会有两方面的不良影响。一方面，来访者使用药物期间可能会缺乏情绪体验，从而很难根据实际的情绪状态来进行有针对性的心理治疗。另一方面，来访者可能会将自己的进步归因于药物的作用，而容易忽略自身的努力。很多残障来访者都是在进行心理治疗的同时进行药物治疗，所以我们需要留意这方面的影响。

在心理治疗中会很容易谈到药物的副作用，但给来访者提出相应的调整建议是不容易的，因为我们似乎不具备足够的知识储备和权威性。不过这不代表我们什么都不能做。以下有一个案例可供参考。

　　沃尔特，非洲裔美国人，已婚，有一个年幼的孩子。在接受伴侣治疗的同时，他也使用了很多药物。这些药物是用来应对他的关节炎、糖尿病、高血压、中度抑郁症和在外从军后留下的腿伤的。因此，他的药单上有阿司匹林、布洛芬、赖诺普利、阿普唑仑、佐洛复、布地奈德鼻喷雾、爱若华和盐酸二甲双胍，有必要的时候还会使用维柯丁。这些处方来自三个不同的医生，其中一个是初级保健医生。这位医生了解这个药物清单，但可能并不了解抗抑郁药、止痛药或一些特殊药物。沃尔特在会谈期间，有时候会反应迟钝、说话含糊、闭着眼睛或者精神不太集中。当谈到药物使用的问题时，他坚持说他需要所有的药物。而被问到"维柯丁"时，他认为自己几乎不会使用它。但他的妻子表示他每周都会服用好几次。他妻子认为，他所受到的药物的伤害大于那些疾病给他带来的伤

害，因此建议他应该停止服用其中的某些药物。而沃尔特
则不以为然。

在心理治疗中对来访者的药物清单进行研究不是一件容易的事
情。首先，你要做的就是放慢速度。不要显得你很急于要阻止对
方使用某种药物，不然你可能会被来访者认为你是站在他的对立
面的，就像沃尔特的妻子一样。然后，你需要花一些时间去了解
每一种来访者所使用的药物，包括它们的用法、禁忌症和可能的
副作用。接着，你需要考虑不同的药物一起使用时可能产生的影
响。你可以在 WebMD[1] 这个网站上搜索到相关信息。还有一个网站
是 Medscape，可以在上面查询到多种药物之间是否会相互影响的信
息。这些网站为药剂师、接受过药理学培训的心理学家或精神病医
生提供了很好的资源。

以上这些资源可以扩充我们的知识库，但还是不能给我们提供
一些具体的解决方案。非处方药和处方药的使用，通常会受到来访
者对药物的信念的影响，而来访者可能并不清楚这些信念，甚至没
有意识到有这样的信念存在。在医学家庭治疗领域，每个人、每
个家庭和每个文化都有各自对于药物的相关信念。了解这些信念
可以指导治疗师针对家庭成员的疾病、残障以及药物使用等情况
开展工作（Mann, Ponieman, Leventhal, & Halm, 2009；Petrie, Perry,

---

1 WebMD 是美国互联网医疗健康信息服务平台。腾讯公司享有 WebMD 中文
独家授权，信息通过腾讯医典发布。WebMD 汇集了全美医师的临床报告，
以及最新、最权威的医学数据库，不仅为消费者提供优质的医疗健康资
讯，还提供病症自查、药品信息、医生信息、医院信息、药房信息等查
询服务。——译者注

Broadbent, & Weinman, 2012）。因此，或许在这里，医学家庭治疗的一些提问清单可以供我们参考，具体可参见专栏 4-3。

专栏 4-3 对疾病与药物相关信念的提问清单

- 小时候，你都得过什么病？

- 当你生病后，家中有什么变化？每个家庭成员的反应如何？

- 在你生病时，家里人使用过什么应对的方法（例如为你祷告、炖鸡汤给你喝、让你泡热水澡或给你冷敷等）？

- 因为生病而能待在家里，这曾经对你来说是件开心的事情吗？你的家人是让你带病上学，还是允许你因病请假呢？他们是怎么看待这件事情的呢？

- 当你不舒服的时候，你的父母会不会为你做一些贴心的小事（例如为你读书、帮你换条床单、调整枕头的舒适度、允许你看电视或给你特别的食物等）？

- 他们会让你尽快服用药物吗？

- 你的家人会如何对你的疾病进行归因（例如病毒、压力、不良习惯、伤寒或命运等）？

- 你的家人的相关信念和你所处的文化中的信念有何异同？

- 你的家中有谁经常服药？服用的是什么药物？为何服药？关于这些，你的家人过去是如何和你说的？

- 你对处方药和非处方药分别有什么看法？

- 你对一些医学辅助疗法（例如针灸、按摩、正念、瑜伽等）的看法是什么？

- "健康"对你来说意味着什么？

由于药物使用常常是残障者生活中的重要组成部分，因此心理治疗师会遇到对药物持有各种信念的来访者。他们可能完全避免使用药物，也可能混合使用多种药物。没有一种所谓正确的方法来处理所有来访者的药物问题。我在这里和大家讨论的是我们在治疗过程中有哪些选择。我们也应该按照专栏 4-3 的清单来认清自己的信念，因为我们自身对药物使用的信念会影响我们如何看待来访者的相关行为。让我们回到沃尔特的案例。你认为他是一个物质滥用者，还是一个谨遵医嘱的好病人？或者你认为其实他应该放弃那些药物，去尝试瑜伽和正念？检视这些看法和你对药物使用的信念之间的联系，并最终回到沃尔特的视角上来。

物质使用与滥用

上文对药物治疗的讨论，带领我们进一步思考另一个话题，也就是关于药物或其他物质滥用的问题。首先需要了解一个法律知识，那就是残障者在物质滥用方面可能受到《美国残障法》（ADA）的保护，例如对酒精类物质或其他合法物质的滥用。而非法物质的滥用行为不在 ADA 的保护范围内。另外，尽管根据美国的《平价医疗法》（ACA）（2010[1]），成瘾治疗是包含在医疗补助之内的，但是仅仅因为物质滥用而导致的成瘾是无法获得"社会安全生活补助金"（SSI）的（https://www.addiction-center.com/rehab-questions/medicaid-nd-medicare/）。在接待残障者时，了解相关法律法规是很重要的。

---

1 此书于美国出版时，《平价医疗法》（Affordable Care Act,ACA）正在接受国会的审查。

同时我们也可以看到，像"酗酒"这类现象，已经从一个普遍意义上的疾病诊断模型，发展为一个依据不同严重程度划分酒精使用状态的连续变化模型（Bombardier & Turner, 2010）。

残障和物质使用有以下一些联系：

第一，物质使用可能导致与驾驶、射击、划船、滑雪、游泳、潜水或其他运动相关的事故，从而造成残障。

第二，某些类型的残障在特定性别和年龄范围内较为普遍，这些残障者患物质使用障碍的几率也相应更高。例如脊髓损伤在年轻成年男性中的发病率较高，达到约 82%（http://www.sci-info-pages.com/facts.html）。

第三，一个人过往使用物质的历史，可以用来很好地预测未来其进入残障状态时是否会使用物质（Bombardier & Turner, 2010; Greer, Roberts, & Jenkins, 1990）。

第四，啤酒和其他含酒精的饮品导致了很多人成为残障。虽然在这些饮品的包装上可能都有一行小字写着"饮酒需谨慎，后果请自负"，但是它依然是很多创伤性损伤（例如脑部和脊髓处）的重要元凶（Bombardier & Turner, 2010）。

第五，很多物质戒断中心不具有服务残障者的能力，特别是听障者群体的需求往往被忽视。因此有物质使用问题的残障者一般都得不到很好的支持。

为残障者开出的那些应对他们身体症状的药物尤其容易让人滥用或成瘾。例如用来应对疼痛的维柯丁、洛塔布等氢可酮类药物，就很容易导致使用者的滥用行为。在美国，这种现象已经越来越严重了。再比如残障者常会使用的苯二氮卓类的药物 [安定、氯硝安定、阿蒂凡（Ativan，劳拉西泮）、三唑仑[1]等]，它们对中枢系统有抑制作用，可以减缓焦虑和肌肉紧绷。但它们与酒精或其他一些物质混合时，就会产生很危险的后果，甚至威胁生命。而这些药物在美国的成瘾率逐年上升，因其而住院接受治疗的人的比率也不断增高（Camenga, Gaither, Leventhal, & Ryan, 2015）。美国物质滥用和精神卫生服务管理局（Substance Abuse and Mental Health Services Administration, SAMHSA）发布的一份报告指出，2010 年有超过 33000 人接受了氢可酮类或苯二氮卓类物质成瘾的治疗。在应对睡眠问题的药物方面，例如安必恩和唑吡坦口腔喷雾等睡眠辅助剂中的活性成分唑吡坦，会让使用者成瘾。人们很容易因为想要获得更好的睡眠而过度使用这一类药物。在 2005—2006 年，美国的急诊室中出现了 22000 人次的唑吡坦过度使用患者。而到了 2009—2010 年，这个数字就增加到了 42000 人次以上。与其他物质滥用的状况不同的是，这些人中，45~54 岁的中老年人和女性（68%）偏多。不过在美国更常见的是酒精成瘾（Bombardier & Turner, 2010），因为饮酒对成年人而言是合法的。而另一种常见的易成瘾物质是大麻，吸食大麻是不合法的。在 2014 年的数据中，美国仅仅一个月的大麻使用者数量就达到了 2200 万人次。

有研究显示，79% 的康复心理学家都遇到过残障来访者的"物质使用障碍"这一问题（da Silva Cardoso, Pruett, Chan, & Tansey, 2006）。但另一项研究告诉我们，治疗师很可能会低估残障来访者

---

1 三唑仑，Halcion，我国一类管制的精神药品，属于第三代毒品，长期服用极易导致药物依赖。——编者注

的物质滥用概率（Basford, Rohe, Barnes, & DePompolo, 2002）。在性别差异方面，有研究显示，残障女性比残障男性更有可能成为因物质滥用而产生的暴力行为的受害者（Li & Ford, 1998）。这项研究的女性参与者包括了中途致残者、多重残障者和慢性疼痛者。而且研究者指出，这一类型的暴力受害者也更容易成为物质滥用者。残障女性也比非残障女性更容易产生各类物质滥用问题（Li, Ford, & Moore, 2000）。另外，学者还指出，对歧视的感知度越高，或者对残障的接纳度越低，残障者的物质滥用风险就越高（Li & Moore, 2001）。最后，有学者还提醒我们要特别留意残障青少年的物质滥用问题（Hollar & Moore, 2004）。

　　残障者的"物质使用障碍"发生率不断升高的原因可能是多方面的。从上文的讨论中可以看到，其中一个原因是，他们很容易获得那些易成瘾或不当使用的药物。这些药物可能来自不止一个处方医生，例如初级保健医生、神经科医生和矫形师等。他们之间不知道彼此都开了什么药。而且，残障者的失业率高、行动受到限制以及容易孤单等，都可能是导致物质滥用的压力源。另外，残障者童年时遭受性暴力或身体暴力的比率较高（Olkin, 1999），也是物质滥用的压力源之一。最后，残障者的家人和照顾者也有可能因为怜悯、害怕或敌意而放任这种行为。

　　在"刻板印象双维度模型"（Fiske, 2011）中，"温暖—冷漠"与"能干—无能"形成了四个象限，对应着人们四种不同的情感反应。残障者通常被视为"温暖但无能"的人，而物质滥用者通常被视为"冷漠且无能"的人（Fiske, Cuddy, Glick, & Xu, 2002）。所以当"残障"加上"物质滥用"的时候，人们就会对他们产生更深的

"无能"感，从而导致对残障者进一步的污名化。

总之，残障者是物质滥用或成瘾的高危群体。因为他们使用的药物可能由多位医生开出，所以相同的药品容易过量获得，从而增加成瘾或滥用的可能性。这些药物不管是单独使用还是混合使用，都有一定的使用风险。另外，残障者也因物理或社会心理层面的障碍，可选择的其他治疗方案也有限。最后，这些残障者也更加容易受到社会污名的影响。

我认为，酒精和物质使用的评估应该包含在残障心理治疗的谈话中。以下提供一个非常有效的酒精使用评估工具——CAGE 问卷，它是由四个问题组成的（Ewing, 1984）：

1. 你是否想过你需要减少饮酒量了？

2. 你是否曾经因为有人指责你饮酒而感到恼怒？

3. 你是否曾经因为饮酒而感到内疚？

4. 你是否曾经一起床第一件事情就是想要喝一杯酒？

另外，也有学者提出一些其他的评估方法与相关治疗建议（Bombardier & Turner, 2010）。不过，总之，重点是要将物质使用的评估纳入残障肯定疗法的常规评估范围内。

跌倒

残障者也和老年人一样，面临着与"跌倒"相关的困扰（Novack, Sherer, & Penna, 2010）。年龄增长和身体功能下降这两个因素叠加在一起的话，这个困扰也会更突出。此外，残障者若是跌倒，通常比非残障者的后果更严重（Novack et al., 2010）。由于身体的循环、自愈系统会受到某些伤残状况的影响，残障者在跌倒后的康复可能需要更长的时间。例如第三章中提到，山姆在跌倒后被关在家里达 6 个月之久，就和他的脊髓灰质炎有关。

害怕跌倒以及跌倒所带来的抑郁，是两个最重要的方面。这种现象被称为"跌倒后综合征"（Murphy & Isaacs, 1981）。这两个方面甚至比跌倒本身对人的生活影响更大（Cumming, Salked, Thomas, & Szonyi, 2000；Legters, 2002；Vellas, Wayne, Romero, Baumgartner, & Garry, 1997）。对跌倒的害怕甚至也可以发生在从未经历过跌倒的人身上（Friedman, Munoz, West, Rubin, & Fried, 2002）。它会导致残障者进行出行调整，例如减少不变的行程、放弃户外郊游或旅行的计划等。这样的调整会进一步导致残障者抑郁的加重（Gagnon, Flint, Naglie, & Devoins, 2005；van Flaastregt, Zijlstra, van Rossum, van Eijk, & Kempen, 2008）。其实对于很多不同残障类型的人来说，抑郁和跌倒之间都有很强的相关性。我们虽不能仅从相关性来推断因果关系，但有可能存在这样一个循环：跌倒—对跌倒的害怕加剧—出行减少—社交减少—心情低落—出行和社交减少更多—情绪更加低落—因长时间抑郁而更害怕跌倒。

这些关于跌倒的讨论，可能对临床工作有以下几点参考意义。

第一，在初级保健机构中，可以对残障者进行与抑郁相关的评估。

第二，在对残障者进行物理治疗、初级保健治疗或职能治疗等的过程中，应纳入与跌倒相关的内容，例如怎样避免跌倒以及如何减轻跌倒带来的伤害。

第三，心理治疗师应该评估和处理来访者对跌倒的害怕情绪，以免其发展为抑郁症状。

第四，如果来访者发生过跌倒的情况，要注意那是否使得来访者情绪低落。

第五，在心理治疗中也可以讨论如何预防跌倒的问题。它会涉及经济问题，对来访者的心理也会产生一定的影响。因为不管是选择使用辅助工具、安装安全扶手、铺设坡道还是增加栏杆，甚至全方位地进行无障碍空间改造，都会牵涉来访者的经济状况。这些预防跌倒的措施有的花费比较少，而有的花费很高，所以并不是所有残障者都可以得到理想的预防性支持，这进而也在他们的心理层面产生不同的影响。例如我也将在下文中更详细地讨论辅助工具的使用对残障者的作用。政府也会在这方面提供一些支持，例如通过社会福利保险、残障者福利保险或老年人医疗保险等渠道，但其效率很低，甚至获得一个简单的设备要等待一年之久。有些医疗保险只对医疗康复的设备进行支持，而没有考虑到使用范围更广的辅助工具（Carlson & Ehrlich, 2006）。即使考虑到，也可能考虑得不够仔细。例如你有可能获得一台免费的轮椅，但是日常运送轮椅的升降梯费用不在保险支持的范围内，你就依然需要花费很多额外的经济成本。其实预防跌倒要花的费用通常比跌倒后的治疗费用少得多，可惜医疗保险没有考虑到这一点。如果能够将预防跌倒和使用辅助工具支持的内容纳入保险系统，长远来看，一定会减少整体支出。社会政策层面也需要更关注物理空间的无障碍规范。例如在居民建筑的设计方面，出入口要考虑铺设坡道而不是台阶，房间的门也要足够宽，浴室和厕所也要考虑无障碍的设计，这些都可以减少残障者未来的改造成本。因此，关于跌倒的讨论一定会涉及相关的社会、政策和经济因素。

桑德拉是一名 14 岁的女孩。她的残障类型是脑瘫。她不能用双腿走路，平时行动会使用手动轮椅，但她的手部力量有限。她的家庭是低收入户，包括她在内，总共有三个子女。母亲是她的主要照护者，负责把她从轮椅上抱到沙发上、床上以及厕所的马桶上。如果桑德拉能够拥有一台电动轮椅的话，她可以更加独立一些。但她的母亲说当地的医疗保险不包含这个部分。或者，如果家里有一辆面包车的话，也可以将她的轮椅放进去，这样也方便桑德拉的出行，但是家里同样支付不起这笔费用。未来随着桑德拉的成长，她的体重会增加，她的母亲就会逐渐抱不动她，无法协助她移动。那将会是一个棘手的问题。

睡眠

不管从哪一方面讲，睡眠对每个人来说都很重要。这一点也是越来越为人所知。但美国国家睡眠基金会（National Sleep Foundation, 2014）的一份报告指出，在 6~17 岁的群体中，有 32% 的 6~11 岁儿童、71% 的 12~14 岁儿童、90% 的 15~17 岁青少年每天的睡眠时间都不足 9 小时。该基金会也曾指出，影响睡眠的一个重要因素是疼痛（2015）。虽然没有所谓的标准睡眠时数，每个人的需要也不尽相同，但通常的建议是每人每天至少要保证 8 小时的睡眠，而美国的人均睡眠时数为 6.8 小时（Jones, 2013）。

睡眠不足与很多问题都有关系。例如美国疾病控制与预防中心就指出，睡眠不足与整体健康状况不佳、车祸、工业事故、高血压、糖尿病、抑郁症、肥胖和死亡率增加都有关系（2015）。在治疗中，评估酒精、咖啡因和尼古丁的使用已被证实是非常重要的。因为有研究显示，它们会影响睡眠或睡眠中的快速眼动睡眠期（Davila, Hurrt, Offord, Harris, & Shepard, 1994；Jaehne, Loessl, Bárkai, Riemann, & Hornyak, 2009）。还有一些会干扰睡眠的因素也需要评估，包括是否会在白天打盹、是否缺乏锻炼或在睡前锻炼以及是否有不良的睡眠习惯。

对于本来就有认知障碍或身体疲劳问题，或者被疼痛困扰的残障者来说，睡眠问题更加复杂。首先，睡眠不足会加剧原本的认知障碍或身体疲劳感、情绪感受或疼痛感受，而这样的影响是相互的。例如疼痛影响睡眠，睡眠不足也会加重疼痛感。有的医生也曾提出，治疗慢性疼痛的首要任务就是解决睡眠问题（Smith & Haythornthwaite, 2004；Vitiello, Rybarczyk, Von Korff, & Stepanski, 2009）。另外，药物的使用也会影响睡眠时长和睡眠品质。最后，残障者可能因为物理空间的障碍，或者因为疲劳、害怕出门跌倒等原因而减少活动与锻炼，这又是另一个影响睡眠的重要因素。总之，有很多与残障有关的睡眠问题需要和来访者讨论。另外，值得注意的是，通常解决睡眠问题的方式方法，在残障者这里是需要调整的。例如"上床后 15 分钟还没睡着的话就该离开床"这条建议，对于需要他人协助才能起床的残障者来说就不适合。再比如某些睡眠药物对残障者的身体会有不良影响，或是与他们正在服用的药物相冲突。还有健康的睡眠习惯告诫我们不要在床上看电视，但对于残障者来说躺在床上是他们既能够放松身体，也能够娱乐的重要生活方式。但总体来说，大多数应对睡眠问题的方式方法，残障者都可以尝试，例如找到合适的入睡时间、调整枕头的舒适度、练习放松身体、聆听音乐以及修正不当的睡眠观念等。

和睡眠时间一样重要的，是睡眠的品质。睡眠品质不好的一个表现是有睡眠呼吸暂停综合征。有报告称该综合征在男性中的发生率为 4%，在女性中的发生率为 2%（Nabili, 2015）。这一类数据不是很稳定。例如另一个报告指出，睡眠呼吸暂停综合征的发生率是随着年龄增长而有所变化的：10~44 岁的男性为 5%，45~64 岁的男性为 11%，61 岁及以上的男性为 18%（Phillips, 2015）。

引发睡眠呼吸暂停综合征的相关因素很多，其中一个是"体重超标"，它们是相互影响的。体重增加会导致睡眠呼吸暂停，反过来，睡眠呼吸暂停导致的睡眠品质问题又会让减重变得困难。当然，其他因素也和睡眠呼吸暂停综合征有关，例如年龄偏大、扁桃体或腺样体肿大、饮酒过量、吸烟以及女性在绝经后没有补充替代性的激素等。虽然对于成年人来说，打鼾与睡眠呼吸暂停有一定关系，但对于儿童来说不是这样。打鼾的孩子要比有睡眠呼吸暂停的孩子多很多，而且他们在白天也不易有疲劳的表现（Carroll & Loughlin, 1991；Chan, Edman, & Koltai, 2004）。此外，儿童体重超标与睡眠呼吸暂停综合征之间没有关联性（Mallory, Fiser, & Jackson, 1989）。但是，睡眠呼吸暂停综合征在某些残障儿童中是相对常见的，例如患有唐氏综合征的儿童（Marcus, Keens, Bautista, von Pechmann, & Ward, 1991；Shott et al., 2006）和患有严重脑瘫的儿童（Kotagal, Gibbons, & Stith, 1994）。

根据 WebMD 网站的信息，睡眠呼吸暂停综合征的迹象包括白天嗜睡或疲劳，早上口干，喉咙不舒服或头痛，半夜流汗或失眠，睡觉期间打鼾，醒来感觉很喘或有窒息感，起床困难等。这些迹象的产生可能有很多原因，残障是其中之一。因此，治疗师需要参考睡眠监测的结果去仔细分析来访者的睡眠问题，要警惕残障者将"睡眠呼吸暂停"的迹象都归因于"残障"，避免错过治疗机会。例如下面这个案例：

> 乔纳森是一名 52 岁的白人男性，离异。他患有多发性硬化症（MS）。他的体重超标约 2.5%。他为每天的疲劳感抱怨不已，因为那让他不得不减少社交活动并需要长时间休息。由于 MS 常见的症状就是有疲劳感，所以乔纳森也一直将自己的疲劳归因于自身的残障。然而，他报告了一些睡眠问题，例如经常做噩梦，有时候还会惊醒，甚至在睡眠状态下直接站立起来。他检查了甲状腺，发现没有什么问题，于是他的治疗师建议他做一次睡眠监测。一开始乔纳森觉得那很浪费时间，很不情愿。但后来监测结果很惊人：他因呼吸暂停而醒来的次数多达 120 次 / 小时（30 次 / 小时以下是轻度；120 次 / 小时以上是重度）。后来，乔纳森收到了一台呼吸机（CPAP）来治疗他的睡眠呼吸暂停综合征，但之后他产生了一些心理上的问题。他觉得他变得更加不堪，也觉得没有人会和他这种有双重障碍的人约会。他还臆想对睡眠呼吸暂停综合征的治疗可以完全解决他的疲劳问题，让他回到患 MS 之前的身心状态。

辅助工具

大多数残障者都会使用辅助工具（assistive technology, AT, 简称辅具；Hendershot, Larson, & Lakin, 2003）。辅助工具种类繁多，有像弹力袜这类简单的日用品，也有像扶手、手杖这类比较专业的工具，还有像升降机、电动轮椅等这类高级设备。这些辅助工具的使用都显著地受到心理社会因素的影响（Scherer, Sax, Vanbiervliet, Cushman, & Scherer, 2005），有兴趣的读者可以进一步查阅更完整的资料（Lenker & Paquet, 2003）。总之，关于辅助工具的使用也将会是心理治疗过程中的一个重要主题。但由于辅助工具并非随处可见，我们很难了解当前的辅助工具都有哪些类别、哪些型号以及哪些适用对象。治疗师或许可以在平时搜集一些辅具厂商的联系方式，订阅一些相关资料，保持对信息的更新。或许读者会开始怀疑：这是不是已经超出治疗师的责任范围了？让我们来思考一下残障者的实际生活状况。他们因为要应对残障的不同类别，身体可能会被"分割"为不同的部位和功能，再由不同的专业人员来处理。这些专业人员在自身所处领域很有权威性，但是对残障者的其他部分知之甚少。例如初级保健人员并不了解轮椅的使用知识，物理治疗师不知道在哪里方便残障者购买弹力袜，矫形师不了解代步车的相关知识等。关于以上这些，工作人员都无法以一个全面的视角来协助残障者做出最适当的选择，他们的治疗也很少涉及其相关的社会心理层面。他们不知道，其实很多人从医院带着辅助工具回家后，几乎都不会再使用它们（Johnston & Evans, 2005；Phillips & Zhao, 1993；Verza, Carvalho, Battaglia, & Uccelli, 2006）。而在心理治疗师面前，来访者是一个完整的人，包括他的认知、情感、行为、身体以及与他人的各种关系等各个层面。因此，治疗师可以从更全面的角度与来访者一起整合信息，进而协助来访者做出个性化的选择。

至少有一项研究表明，先天残障者比后天残障者在成年阶段更多地使用辅具（Kaye, Yeager, & Reed, 2008）。其中的原因可能是，对于先天残障者来说，他们早年就开始使用辅具，这让他们早早就体会到辅具的重要作用，甚至辅具也早已成为他们自我认同的一个部分。而越晚使用辅具的人，就越可能在使用的时候只关注到自己身体功能的下降，而不会清楚地意识到辅具给他们带来的功能提升。辅具的使用也因使用者的年龄、种族、教育程度、收入水平、残障类型和严重程度而异（Kaye et al., 2008）。相对而言，较少使用辅具的群体可能是少数族裔、低收入户、后天残障者和认知或精神障碍者，而较多使用辅具的群体可能是视障者等（Olkin, Abrams, Preston, & Kirshbaum, 2006）。

他人对辅助工具的看法和反应，也是一个极其重要的方面（Jutai & Day, 2001; Scherer, 1996a; Shinohara & Wobbrock, 2011），而且那也是有些残障者不愿意使用辅具的重要原因。例如，我使用电动轮椅时，大约每个月都会遇到一次被人摸头（以示鼓励）的行为，而在使用手杖或代步车的时候这种行为就不会出现。这背后的原因可能是，人们会视电动轮椅使用者为残废的、可怜的人，甚至把我当作"不会走路"的"小朋友"一样对待。而使用代步车时，可能在他人眼里，我还是可以走路的，只不过走远路不方便，因此他们会将我视为一个有一定功能的成年人。对于辅具使用的污名，似乎也存在等级差异。比如人们大多认为单拐比双拐好，双拐比代步车好，代步车比手动轮椅好，手动轮椅比电动轮椅好……但不管什么辅具，都会对人的心理产生一定影响。例如，在山姆跌倒后，我和他讨论是否可以在浴室内安装扶手。当时他皱起了眉头并岔开了话题。后来我问他怎么了，他才告诉我说"我才没那么老！"。

事实告诉我们，只要你愿意使用辅助工具，不管使用多少，你都会体验到它们带给你的那种行动自由的感觉，你可以做很多之前做不到的事情（Scherer, 1996b）。但是在此之前，要能够接纳自己使用辅助工具的需求，这是一个必经的心理转变历程。只有在权衡使用辅助工具的利弊进而接纳它之后，你才会真正体验到它有多好、多值得。

如果你没有残障，或许你对辅助工具的态度会比我更加中立。当我发现我的来访者因为身体功能下降，行动受到限制而不能去很多他们想去的地方时，我就会急于向他们推荐使用辅助工具。因为对我而言，一旦有需要，我就会根据具体情况去使用手杖、代步车或者轮椅。它们给我带来了很多便利。虽然有时候我也会选择不使用辅具，但那只是暂时性的特殊情况，不代表我尚未完成对残障的接纳。可是，强扭的瓜不甜，治疗师面对来访者时需要保持中立态度。和残障来访者探讨是否要开始使用辅具的话题需要治疗师具有高敏感性，也很讲究时机。治疗师可以使用动机性访谈的技巧，或者结合来访者生活的其他方面来提升其使用动机。例如如果他是个博物馆爱好者，或是个喜欢遛狗的狗主人，治疗师就可以从中找到切入点，和对方讨论使用辅具可以如何使他的生活更美好。相比于讨论使用辅具可以让我们避免跌倒、减少疲劳这些负向收益，来访者更愿意讨论的是辅具带来的正向收益。促进残障来访者与其他已经在使用辅具的人进行交流，也可以增强他们的使用动机，并且可以帮助他们更好地选择适当的辅具（Rackensperger, Krezman, McNaughton, Williams, & D'Silva, 2005；Ripat & Booth, 2005；Scherer, 1996a）。

有时候，讨论使用辅助工具的话题需要花上一段时间。就像是播下一颗种子一样，你需要等它慢慢长大。例如，我可能会在初始治疗阶段询问我的来访者"你有使用过商场里面的代步车吗"，但我不会和他继续深入地讨论。经过好几次治疗之后，或是当他的身体经历过度疲劳时，我才会继续之前那个问题，和他分享使用辅助工具带来的好处，例如可以减少日常的身体疲劳。但我也知道这样的做法可能是因为我本身就是残障者，而对于非残障的治疗师而言，这样的做法不一定可行。

辅助工具还有另一个作用，那就是可以让其他人识别你的残障者身份。因为有些残障者的状态是比较隐性的，所以在某些情境中，他们需要用辅具来证明他们的残障身份，以获得相应的合理便利。例如某些轻度肢体残障者，在拥挤的公交车上需要一个爱心座的话，可能要有一根手杖才会让他们的需求被人看到。虽然使用这些让人看得见的辅助工具可以让残障者的身份得到确认，但这也会产生另一方面的问题，那就是，如果辅具的使用并不是为了满足自己真实的需求，而是像这样为了得到他人的确认，就会让人觉得自己很虚伪。还有人会觉得这很让人恼怒。

> 珍妮患有骨关节炎，行动上有些不便。她的车里放了一张"残障标示牌"，但当她走出车门时，她还是很容易被人质疑她使用残障停车位的权利。所以很多时候和其他朋友开车出游时，她都要先预告停车的时候可能会发生的

情况。因此，她有时候会拿一根手杖来避免被质疑。不得不这样做让她感到这一切很虚伪，因此她很生气。

残障的发展进程与结果

有些残障状态是相对稳定的，但更多的是变化的、不确定的，并且通常会变得更严重。这些对残障发展进程的预期，会影响人们应对残障的方式（Lynch, Kroencke, & Denney, 2001；Solomon, O'Brien, Wilkins, & Gervais, 2014；Wineman, 1990），也提醒残障者要具备长期灵活应对的能力（Rolland, 2003）。例如，像大多数免疫性疾病一样，多发性硬化症（MS）就具有明显的变异性和不确定性。在诊断时，患者会被告知没有办法预估疾病的发展进程。它最常见的一种类型是"复发—缓解型"。这种类型的 MS 患者会在未来某些时期遇到极端恶化的情况后又回到一个症状有所缓解的状态。甚至是脊髓灰质炎后遗症这种被认为是很稳定的残障状态，也会有在 30 年后进一步发展的可能性。患者的肌肉可能变得更无力，更多地经历疲劳与疼痛，这被称为"脊髓灰质炎后发综合征"（PPS）。虽然不是每一个脊髓灰质炎患者都会有这种综合征，但是它会给人带来不确定感。再来看脊髓损伤的情况。损伤本身虽状态稳定，但脊髓损伤患者有较高的继发性疾病风险。另外，随着年龄增长，大部分残障状态也会随之变化，因此残障发展进程的不确定性是不可避免的（Livneh & Antonak, 2005）。这种有意识的不确定性，使得残障者很难维持稳定的心理结构（Mishel, 1981）。因此，人们需要具备更灵活的认知能力来应对残障。

　　预期的残障发展方向将会给人带来深远的影响。例如脊柱关节炎的一种形式——强直性脊柱炎，最终的结果是恶化但并不会致命。而肌萎缩侧索硬化症（ALS，也称"渐冻症"）在确诊3年左右，情况就会恶化而致命。虽然也有像霍金那样的幸运儿（占大约5%），但那是小概率事件。当然，随着医学的发展，某些疾病的预期结果也在发生着变化。例如艾滋病，曾经没有很好的治疗方法，并且会致命，而如今，艾滋病已经能够得到很好的治疗，并不会导致患者死亡。

　　从以上的例子可以看出，当你被诊断为患有某种致残疾病后，你就有可能面临未来的不确定性和致命风险。因此，这会给你带来非常大的压力。通常患者对于疾病的预期知之甚少，所以他们对医生的话非常重视，特别是那些关于疾病的负面信息。我发现我的来访者中，甚至有人能将确诊时医生所说的话一字不差地背出来。例如下面这个案例。

　　　　埃维是一名30岁出头的拉丁裔已婚女性。她的工作是律师助理，她白天工作，晚上读夜校。有段时间，她感到容易疲劳，甚至站起来或走动时很难保持平衡。她的医生一开始告诉她可能是因为工作与学习的压力问题，让她多多休息和放松。直到她发生跌倒事件之后，医生才把她介绍给了一个神经科医生。神经科医生给埃维做了很多检查。埃维不知道这些检查的目的是什么，但经过上网搜索之后，她有不妙的感觉。数周之后，埃维在神经科医生那边得到了检查结果。医生告诉她，她得了多发性硬化症。

医生说："我们暂时还不知道它是哪种类型的。我们需要观察 5 年，看看它的发展进程是什么样的。"埃维想要知道未来会发生什么，以及她是否可以生育。医生回答道："你的多发性硬化症会影响你的性生活。"埃维离开后坐在车里哭了起来。她不知道这个疾病是否会致命，也没有任何认识的人得过这个病，更没有与美国多发性硬化症协会相关的信息。她绝望地认为自己再也没有机会做母亲了。

通常，被诊断出患有疾病之后，人们首先担心的是致命的风险，接着就是伤残的程度及其影响的问题。但正如上文所述，预期的发展进程是具有不确定性的。确诊者需要一些时间和空间来消化信息，也会考虑在何时以何种方式来告诉其他人。

在与医疗专业人员建立合作关系时，文化与语言这两个关键因素影响着人们的求助行为、信任程度、期待、依从性以及最终的结果（Bryan，2007）。因此，治疗师在搜集信息的时候，要特别留意眼前这位残障来访者所处的家庭文化背景。例如对于他的家庭文化来说，什么是正常的，而什么又是特别的。关于文化因素的讨论，详细可参见第七章。

在用词方面，有时候同一个词语，在某种文化中比较中立，但在另一种文化中，它可能是侮辱性的。医疗领域的口译人员在工作时，要对此保持敏感性，因为他们不仅仅是对语言本身进行翻译，而且要对文化进行翻译。就像"足球"在不同的国家和地区对应着不同的英文单词。你在选择用词的时候，既要考虑字面上的准确，也要考虑文化上的准确。例如医疗人员对一个印度人如果只是从字面意义上直译"智力障碍"这个词，印度人理解的就是他的语言中"脑子空空"这个意思（Narayan, 2014）。这样的直译，会让医疗人员担心对智力障碍者的父母产生不良的影响。

应对方式

从本章前述的讨论中可以看到，残障者在日常生活中要应对很多方面的挑战。一般来说，"应对方式"指的是那些减少生活压力事件对人的影响的方法（Lazarus & Folkman, 1984）。有很多研究都涉及慢性疾病与残障的应对。一般来说，具体的应对策略有两种类型：第一种是消极、间接或回避问题的应对策略，第二种是积极、直接或直面问题的应对策略（Livneh & Antonakm, 2005）。研究显示，通常来说，后者比前者更有效（Jensen, Turner, Romano, & Karoly, 1991；Revenson & Felton, 1989）。有一项研究发现，患有囊性纤维化的儿童，在应对他们每天经历的疼痛时，会使用解决问题、接受和自我鼓励等应对策略（Hubbard, Broome, & Antia, 2005）。其中的"接受"，有时候是积极的，有时候是消极的。

对残障的应对方式也会影响到人际互动。例如，有一项实验性研究请大学生来模拟给残障者做申请补助的审查，结果发现那些使用消极、间接或回避问题的应对策略的人更容易得到补助（MacLeod, LaChapelle, Hadjistavropoulos, & Pfeifer, 2001）。另一项研究调查了多发性硬化症患者及其伴侣与子女的应对方式，结果发现，虽然残障者本人与伴侣或子女的应对方式之间没有相关性，但是残障者的伴侣与其子女的应对方式之间有相关性（Ehrensperger et al., 2008 ）。

　　具体该如何应对残障，是一件非常复杂的事情。以上只是一部分例子而已。归根结底，比起使用哪一种应对策略，更重要的是具备应对的灵活性（Cheng, 2001；Cheng & Cheung, 2005；Cheng, Lau, & Chan, 2014；Fresco, Williams, & Nugent, 2006 ）。有时候，一些因素不在人们能够掌控的范围之内，那么使用更为消极、间接或回避问题的应对策略也未尝不可，甚至可能更合适。但这也并不表示人们可以什么都不做。像是练习太极拳或放松等有利于整体性身心健康的活动，依然很有必要。

临床意义

　　本章论述了残障的多个不同领域的问题：伴随的疼痛、药物的使用、跌倒、睡眠困扰、辅助工具的选择以及发展进程与结果。这些领域的问题不一定都会出现在你的来访者及其家庭的主诉之中，但你有必要都问一问，不然也不会知道他们是否在这些领域遇到了困难。不过这样做可能会让来访者误以为我们过度关注残障，但不这样做，又有可能使评估不够充分。因此，这是一个难点。那应该怎么做呢？我的建议是，先倾听来访者叙说自己想说的内容，等到他们的问题被充分阐述之后，治疗师可以切入询问："那这个问题和你的残障有关吗？"如果得到肯定的回答，我们就进一步与来访者展开讨论。如果回答是否定的，我们也可以提出自己的看法供对方参考。对于残障来访者在会谈中所说的一些有意义的内容，治疗师不一定要急于追问，而是可以等到合适的时机再与其探讨。其实，仅仅是直接提出与残障相关的话题，以及询问在他们的生活中残障扮演了什么角色，就已经是专业的治疗行为了。因为残障者在生活中遇到的人，通常都无法很自然地与他们直接探讨残障，而是表现出担心和回避。这种做法其实是假设残障就是残障者一切问题的根源，而忽略了残障者自身的看法。

本章讨论问题

1. 有关残障者当前身体状况的信息，会如何影响治疗？

2. 你对止痛药的看法是什么？

3. 假设你的来访者经常跌倒，而且会受伤，但他不想使用任何辅助工具，你会如何与他沟通？

4. 假设你遇到一名需要危机干预的来访者，但是他的残障类型是你不太了解的。那么，他的这些情况会如何影响你的介入？

5. 假设有一名残障来访者应对疼痛和抑郁的方式，是使用宗教中的祷告或者回避问题。你会如何看待？你又会怎么应对？

6. 可以用哪两种不同的方式来描述疼痛？

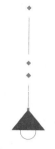

第五章
D–AT 模块二：个人发展史

不管是哪一个流派，心理治疗师大多都会搜集来访者的个人发展史资料。在认知行为治疗中，发展史的侧重点是症状的发展历程，家庭治疗则会聚焦于家庭的不同发展阶段。而在残障肯定疗法中，个人发展史会关注来访者的相关残障经历。

残障经历

在美国，约有 10% 的儿童是残障者（Fujiura & Yamaki, 2000；Ncwacheck & Halfon, 1998）。但这个数据因不同的统计方法而有所不同，大约在 4%~17% 的范围中。更详细的讨论可参考其他研究者的研究（Halfon, Houtrow, Larson, & Newacheck, 2012）。在过去，导致儿童残障的原因中，最常见的是呼吸和神经方面的疾病，而如今发生了一些变化。有一部分原因是当前生育率下降以及晚婚晚育的现象。通常来说，高龄产妇生育的孩子先天残障率较高。另外，男孩、年龄较大的儿童和单亲家庭（Olkin, 1999）的残障率也相对高一些。最后，家庭收入低也是另一个和残障有关的重要因素（Halfon et al., 2012）。举例来说，脑瘫的发病率在最高收入水平的组别中为 2.08‰，而在最低收入水平的组别中为 3.33‰。即使将新生儿的体重都控制在正常范围内，低收入水平组别的残障率也更高，达到 2.42‰，而高收入水平组别的残障率为 1.29‰（Dolk, Pattenden, & Johnson, 2001）。不过有一项研究显示，在 2001—2011 年，具有经济优势的家庭也出现了越来越高的残障率趋势（Houtrow, Larson, Olson, Newacheck, & Halfon, 2014）。

在美国的儿童和青少年群体中，导致残障与死亡的两个主要因素是早产（Patel, Kandefer, Walsh, Bell, Carlo, Laptook, ... & Hale, 2015）和由虐待、车祸、枪击等其他原因造成的创伤性脑损伤（Asemota, George, Bowman, Haider, & Schneider, 2013）。特别是那些受伤比较严重需要住院的人，通常会成为残障者（Barker, Power, & Roberts, 1996）。儿童的主要残障类型是神经发育或智力发展类的问题，例如癫痫、言语障碍、学习障碍、多动症和智力发育迟滞等（Houtrow et al., 2014）。这些残障类型的发生率正在上升。而相对而言，那些身体障碍类的发生率正在下降，例如哮喘、听力或视力问题、骨关节或肌肉问题。在世界范围内，可以看到美国 15 岁以下儿童的失明率已经很低了（Mathers, Fat, & Boerma, 2008），失明的儿童数量仅占全球的 5%（Steinkuller et al., 1999）。令人难过的是，造成儿童残障的一个主要原因是身体虐待（DiScala, Sege, Li, & Reece, 2000）。有三项对残障者母亲的研究发现，残障者童年时期的受虐经历要么导致了残障，要么加重了原有的残障（Cohen, 1998；Conley-Jung & Olkin, 2001；Olkin, Abrams, Preston, & Kirshbaum, 2006）。这表明我们对残障儿童的研究应该留意受虐的问题。

在搜集资料时，心理治疗师要注意将与残障相关的经历和残障本身区分开来。残障是先天的、后天的还是创伤性的，残障者童年是否经历过羞辱、排斥或住院等事件，青春期和其他重要发展阶段的身体意向是什么，身体是否受过虐待，是否做过手术，以及运动和人际关系方面的情况如何，等等，所有这些都可能和残障有密切的相关性，且重点并不是残障本身。例如某残障者小时候因为需要治疗而住院，那么这一段经历的重点也包括了他与父母的分离问题。对于一个因车祸等创伤性经历而致残的人，我们也要了解那次事故对其家人产生的影响。总之，残障者的早年经历可能充满各种复杂的情感因素，且具有一定的意义。因此心理治疗师有必要去聆听这些故事。这些关于早年如何致残的故事，可能是来访者从未向他人诉说过的，也可能经历多年之后，说起来依然辛酸和充满情绪张力。治疗师可以从中获得一些贯穿残障者一生的情感线索。例如：

> 特蕾莎，现年 45 岁。她在墨西哥出生后得了脊髓灰质炎。小时候她每天上下学要步行超过 1.6 公里，在家也要帮妈妈做家务和煮饭菜。她常常感到非常疲劳，但家人似乎对此视而不见。她觉得自己是隐形的，自己的需求不曾被看见。现在已经成年的她在一家大公司工作，她也会感到疲劳，但她没有因为她的残障而申请任何合理调整。

她说："那有什么用呢？"她仍然觉得真实的自己是不会被人看见的。作为一名墨西哥裔的残障女性，她也觉得自己的权利很多时候被忽视了。她的心理治疗师指出，她似乎在等待一个人能够主动发现她的需求，并来提供支持。那就像是做她妈妈过去本该做的事情。特蕾莎听了之后耸了耸肩，说："我不想惹麻烦，还是隐藏自己的需求比较好。如果他们知道我很累，认为我不能胜任这份工作，那有可能会解雇我。"童年时期的被忽视，似乎被特蕾莎内化了。现在，是她自己让自己的需求不被他人看见。

残障者的致残故事可能有很多版本。治疗师可以从不同的角度询问，这样会很有帮助。例如，假设一名20岁出头的女性被诊断出患有多发性硬化症（MS）。那么治疗师关心的问题应包括医生在诊断时对她说了什么、诊断的过程是怎样的、做检查时她有哪些感受、陪伴她的人有哪些、她所了解的关于疾病的知识有多少、她第一个通知的人是谁以及对方的反应是什么等等。接着，治疗师可以从她的父母、手足、朋友或其他她身边人的角度再来了解这些问题，或许就有不一样的故事。例如她的伴侣可能在了解了伤残鉴定之后就离开了她。或者从她父母的角度，可以了解到他们多么希望孩子能够回到家由他们来照顾，抑或可以从他人的角度了解到她的工作、友谊都发生了哪些变化。这些社会心理层面的内容，构成了伴随这位多发性硬化症患者一生的个人发展史。而每一个人的个人发展史都有所不同。

假设这位20岁的多发性硬化症女性患者现在已经50岁，那么她的早期残障个人发展史是否仍然对她有所影响呢？我想是的。正面的影响可能是让她能够清楚地知道自己有了多少进步，对自己的力量也有所确认，并且能够分辨出哪些朋友和家人是值得信赖的。负面的影响可能包括挥之不去的情绪问题（例如会对医生发火），或者总是担心自己的现任伴侣是否会离开她等等。总之，残障者的早期个人发展史对残障者的影响可能具有正反两面性。

让我们回到第三章中山姆的案例。山姆的妈妈发现山姆生病了，就立刻开车 5 个小时，带着他和他的两个哥哥一起去了当时最近的医院，并且后来留下山姆独自住院治疗。对山姆来说，最关键的记忆是当时的他很想逃离婴儿床回家，但最后被床单缠住了，挂在了婴儿床边。而对他的两个哥哥来说，他们记得的可能是回家 5 个小时的车程中，妈妈一直在哭泣。从他妈妈的视角来看，当时她最担心的可能是孩子会不会有生命危险，也会忧虑这个疾病后续的影响，并且为不得不因为照顾家庭和农场而把山姆一个人留在医院数周而感到愧疚。他爸爸的角色在山姆这个时期的故事中是缺席的。山姆与残障有关的关于他爸爸的记忆，最早就是他每天要抱山姆上下楼的日常状态。

除了早期致残或发病的故事，在残障者的个人发展史中，还有很多方面值得留意。它们都会指向那些残障对残障者产生深刻影响的地方。研究显示，受虐问题就是其中一个突出的方面。残障儿童遭受身体虐待或性虐待的比率至少是非残障儿童的两倍（Hibbard & Desch, 2007；Olkin, 1999；Sullivan & Knutson, 2000），这是非常让人难过的一件事情。虽然成年残障者这方面的比率不太清楚，不过有研究者探讨了受虐形式、频率与时间以及施虐者角色的特异性

（Nosek, Howland, & Young, 2001）。研究表明，残障者受到虐待或威胁的方式与非残障者很不一样，例如残障者会被人取下轮椅的电池、被人拒绝将他们从马桶上移到轮椅上、自动开门器遭破坏、药物被他人掌控、辅助工具被破坏以及被拒绝协助进食等等（Nosek et al., 2013）。另外，残障女性受虐的时间会比非残障者长，原因可能是她们对他人的依赖性更高。在施虐者方面，残障女性受到伴侣虐待的比率和非残障女性相同。不过，残障女性更容易受到生活或医疗领域的协助人员的虐待（Young, Nosek, Howland, Chanpong, & Rintala, 1997）。这些施虐者可能包括残障女性的贴身照护人员、残障辅具运输的工作人员、个人生活助理或掌握残障者经济来源的人。了解其有关受虐的经历，对于所有前来进行心理治疗的来访者都很重要。而面对残障来访者时，治疗师要更加留意其特异性，以便在搜集资料的时候提出恰当的问题。

对于很多早年致残的残障者来说，他们有很多关于住院和手术的经历，其中包含了"医疗暴露"（medical stripping）。这很常见，通常发生在主治医生带着一群实习生前来查房的时候。患儿可能会被直接掀开被子或被解开衣服，然后听着主治医生和实习生们用根本听不懂的词汇讨论着专业问题，就好像这一切与该患儿无关一样。偶尔医生也会简单地询问患儿一些问题，随即就带着一群实习生离开去下一个地方了。或许其中也会有个别实习生对患儿微笑、眨眼或挥手示意，但也就只有这一点儿人情味了。

杰克是一名 30 多岁的男性脑瘫患者。有一次他去一家教学医院，找一名专家讨论他的步态矫正手术。那位专家询问杰克是否可以让实习生旁观他们的讨论与相关检查过程，杰克立刻答应了，但事后他就后悔了。他觉得当时的他很弱小、很无力并且很生气。在整个过程中，杰克没怎么说话，也没能提出本来准备好要问的问题。杰克在后来的心理治疗中讲述了这个故事，并且为自己当时答应专家而感到懊恼。

这件事情让他想起了过去曾与治疗师讨论过的童年早期的医疗暴露经历。但他仍然感到矛盾，他会想："如果我拒绝的话，医生会生气吗？我有可能通不过检测，或者受到粗鲁的对待吗？真的会有人拒绝医生吗？这会不会就是实习生接受培训的唯一方式呢……"杰克带着这些矛盾，和心理治疗师一起练习了如何拒绝医生的请求，并且在下一次去见专家之前，共同将想要问的问题列在一张清单上。于是在下一次见到那位专家时，杰克感到自己更有力量了，并且感到即使实习生进来也不会影响到他了。这是因为杰克已经知道自己是可以拒绝别人的，而且那张清单也能够让他专注于当下而不会被情绪牵着走。

还有一件很重要的事，那就是要记得询问来访者关于手术的体验。例如在来访者看来，他曾经经历的手术是成功的吗？手术是否给他带来了疼痛？他是否与家人分离或有了二次创伤？同样，治疗师需要从不同角度去搜集这方面的资料。例如，是谁告诉你要做手术的？你什么时候得知这个消息的？你当时听到这个消息有什么反应？有谁来探望过你或者陪伴过你？你住了多久的院？手术后有发生什么事情吗？有关学业的事情怎么办？你后来重回学校是什么感觉？

　　另外，最好询问一下来访者早年是否使用过支架等辅具。正如第四章所述，这也是接待残障者的一个重要方面。假设有来访者提到早年使用过辅具，但是后来却没有使用了，这可能和他们不了解最新的辅具有关。例如，早期的腿部支架是由笨重的钢铁和白色的绷带制造的，而如今已经发展为由肤色的轻便材料制造了，并不会那么引人注意。总之，了解来访者早年使用辅具的历史，有助于治疗师与其讨论当前的规划。

　　个人发展史的另一个重要方面是教育史。在美国，即使在《残障教育法》（IDEA）[1] 通过之后，残障儿童的处境开始有所好转，教育系统中的"残障隔离"现象也依然存在。和普通学生同在一个班级的残障学生，还是有可能在某个时段被安排到一个"资源教室"单独学习，或者在某个科目的教学中，残障学生被统一安排在一个"慢班"。虽然有时候这个慢班有一个好听的名字，例如叫"黄金组"，但大家都清楚自己为什么被安排进来。还有一些社交隔离的现象，例如残障学生没有一起吃饭的伙伴、不能和其他同学一起在休息时段玩耍或者被球队排挤等等。这些"残障隔离"的经历如果发生在残障者小学期间，会对一个人的自尊产生深远的影响，而如果发生在残障者高中期间，则可能影响到学生发展团队合作的能力。

　　当然，美国的《残障教育法》也产生了积极的影响。残障者可

1　当时推动法案通过的力量在于，过去有 100 万左右的美国残障儿童在幼年时期因交通不便或缺乏合理调整等支持而未能接受应有的教育。

以尽早了解他们应该拥有哪些合法的权利，进而让自己或家人成为维护这些权利的倡导者。残障者也可以尽早开始认清自己的优势与劣势，并找到自己需要的合理调整。逐渐地，他们也会很自然地认同自己的残障身份，并且逐渐习惯将"残障"与"合理调整"视为生活日常而非特殊情况。在学校里，残障青少年也可能对于自己为何或如何被评估为特殊学生而产生情绪反应。他们的家长有的可能会拒绝这样的身份标签，也有的可能没有识别出自己的孩子有被评估和被支持的需求。在不同的地区，被认定为可以为其提供合理调整的特殊学生的数量也是有差异的。通常，这与当地的人口数量、性别与种族因素以及是否能够被认定有学习障碍有关（Coutinho, Oswald, & Best, 2002）。当然，这也与国家的整体规划有关（Hebbeler & Spiker, 2016）。另外，特殊学生的评估方法也会影响被认定的数量（Fuchs, Mock, Morgan, & Young, 2003）。在校方与家长讨论特殊学生的需求时，如果家长使用的母语不是英语，通常会遇到更多困难。除此之外，文化上的差异也会影响双方的期待与沟通。例如，某些家长期待校方是权威，所以都听校方的建议，而校方则可能认为这样的家长是不够用心的。心理治疗师与残障儿童的家庭合作时，要熟悉残障教育的相关法规，并能够引导家长了解那些与校方沟通时要注意的地方。我个人会经常直接参与残障儿童家庭与校方的沟通会议，而且不收费。这对我的工作有帮助，但我知道这样的做法不一定被其他治疗师认可。

为自己的权利而倡导的技能是大部分残障者必备的能力之一（Balcazar, Seekins, Fawcett, & Hopkins, 1990; Lynch & Gussel, 1996; Test, Fowler, Wood, Brewer, & Eddy, 2005）。当残障者还小的时候，

倡导的责任还主要在于家长。那是合理的，因为家长为了尽量减少对孩子的负面影响，不会让孩子知道与残障有关的所有信息，而是私下讨论和处理。但到了某些时候，倡导的责任与角色必须转移到残障者本人身上。随着年龄的增长，家长也会意识到这个必要性，并期待残障者自己能够更多地承接倡导者的角色。但有时候在这个过程中会遇到一些问题，例如家长本身就缺乏这方面的能力，或者从未教授过他们的孩子有关倡导的技能。因此，有些残障儿童长大了，要离开家庭了，却发觉自己的倡导能力不足。有趣的是，在非优势种族的家庭中，家长们会经常讨论种族主义，而在残障家庭中，家长们却很少讨论有关残障的歧视。更别说那些成年后才成为残障者的人了，他们更是缺少倡导经验。虽然在大专院校可能可以学习到倡导的技能（Foley, 2006; Graham-Smith & Lafayette, 2004; Lynch & Gussel, 1996; Skinner, 1998），但并非所有高等教育机构都会提供良好的残障服务，而且能进入高等院校的残障者也不多。在美国，仅有30%的残障者拥有学士学位（Snyder & Dillow, 2011）。因此，心理治疗师遇到的残障来访者，可能不了解什么是自我倡导，也不具有相关的技能。那么，治疗师就要为他教授相关的知识与具体技巧。

临床意义

对任何来访者来说，其个人发展史与个案概念化及治疗计划之间都有显著的关联性。它可以指引治疗师与来访者沟通，也可以大致描绘出治疗关系的样态，还可以预测可能面临的困难与结果。有关残障的经历，是残障者个人发展史中的一个重要部分。即使是后天致残的情况，也依然是这样。来访者与其自身残障的关系会受到来自社会、媒体、社群、家庭或自我等多方面的信息的影响。这些影响伴随着来访者的成长，也因此，追溯来访者的个人发展史可以帮助治疗师更了解他们以及他们与残障之间的关系。

我必须再次强调，心理治疗师也一定要学习与残障相关的法律知识，特别是《美国残障法》和《残障教育法》等。[1]虽然治疗师不能提供法律建议，但是提醒来访者可以拥有和维护他们的合法权利是非常重要的。例如，有一名来访者担心自己向公司提出一周请两次假去进行物理治疗的话会被解雇，那么治疗师就可以和他讨论这是否符合相关残障法律的保障标准，看看他是否可以向公司提出合理的申请。当然，也要告知来访者，即使有法律的保障，也不一定就能够落实。也有少数残障者精通相关法律并熟悉维权的技巧，但他们可能是因为有某种需求而在这方面花了很多时间。更多的人不会了解那么多法律信息，特别是致残时间不长的那部分人。他们可能不知道自己拥有哪些权利，甚至不知道自己属于受到法律保障的群体之一。因此，如果治疗师也不了解这些的话，就只能停留在内在心理层面进行工作，而不能从社会、经济和政治等多方面给予来访者更多帮助。而且，治疗中如果忽视了来访者对政治与经济变革的需求，那么对咨询双方都是不利的（Biklen, 1988）。

---

1 可参考《心理治疗师应该知道的残障那些事》（Olkin, 1999）中的"关键法律与社会历史"。《美国残障法》的法案初稿可参考：http:// www.ada.gov/ada_ intro.htm；法案通过后的修订版可参考：http:// www.ada.gov/ pubs/ adastatute08.htm。

本章讨论问题

1. 先天致残和后天致残的残障者可能会有哪些区别？

2. 残障与贫困之间的相关性，对社会与政策有何启示？

3. 你认为当今时代还会出现"医疗暴露"的现象吗？你对此怎么看？你又会怎么做？

4. 你会如何向新来访者介绍自我倡导的概念？

第六章
D-AT 模块三：残障模式

残障模式反映了一个人对残障的信念和价值观，也可谓是关于残障的一套心理结构，从中可以了解一个人是如何看待残障、又是如何对待残障的。因此，我们既要知道残障来访者所持的残障模式，也要知道其家人或对他来说重要的人所持的模式。这可以帮助心理治疗师使用适当的语言开展工作，还可以帮助治疗师提前预估来访者对不同介入可能产生的反应。

残障模式有很多，少则可分为三个，多则可分为八个。但在我看来，掌握三个就足以了解不同模式之间的主要差异（Olkin, 1999）。这三个模式分别是残障的道德模式、医疗模式和社会模式。它们的核心观点突出，且各有利弊。我将在下文中分别论述这三个模式以及它们在媒体上是如何呈现的。然后我也会加以评述，并提出其临床意义。

三个重要模式

我在下文中对三个重要残障模式的介绍比较简单。建议读者参考表 6-1 来更详细地理解，并比较它们之间的差异。同时建议参考表 6-2 中不同模式所对应的语言特点。

表 6-1　三个残障模式的比较

	道德模式	医疗模式	社会模式
残障的含义	认为残障是不道德、罪过、邪恶、缺乏信仰的表现。或者认为，残障是对一个人信仰的考验，它会落在某人身上去磨炼这个人。	认为残障是身体系统的缺陷或故障，或是身体功能的损伤。它代表本质上的异常。	认为残障是一种社会建构。当外在环境或他人的态度与某个体的需求不匹配时，残障就产生了。
道德含义	残障会给个体及其家庭带来羞耻感。它也会影响残障者的婚姻与发展。	由于基因、不良习惯、医疗事故、受攻击或车祸等原因，造成生理上的某些损伤。	残障群体是人类多样性的一个正常部分，但社会忽视了这个部分，甚至对这部分人群加以压迫。
想法示例	"这都是上帝安排好的。""这是我的命和报应。""这是我该承受的。"	以"患者"来称呼。把身体看作可以分割的不同组成部分或功能。	"没有我们的参与，就不要做与我们相关的决定。""我们不要慈善，而是要本就属于我们的公民权利。"
起源	是最早出现的模式，也是全世界最普遍的模式，尤其在美国特定文化中很普遍。	起源于 19 世纪中叶的启蒙运动时期。在美国，它常见于心理学、康复学的杂志与相关机构文化中。	首次出现于 20 世纪初，随后消沉了一段时间，在大约 20 世纪 70 年代中期再次复苏。当时电视转播了激进的残障者的首次游行示威活动。

续表

	道德模式	医疗模式	社会模式
干预目标	用灵性的方法干预，或者让残障者接受和忍受。	"治疗"或尽可能改善。	在政治、经济、社会层面增强可及性和包容性。
优点	接受命运，与上帝保有一种特别的联系，作为残障者有更明确的生活目标，时常感恩生活。	与道德模式相比，羞耻感和耻辱感减少了。医疗干预会给人带来希望。有明确的诊断。该模式促进了医疗和科技的发展。	使残障与自我认同更好地融合。促进社群发展，并产生残障骄傲。将残障去病理化。
缺点	带来羞耻感，造成排斥现象。形成隐瞒残障或让残障者隐藏起来的行为。引发对某些家人的责备。	残障者被视为弱者对待，促进了慈善事业壮大。残障者只能被动接受服务。专家们希望残障者听他们的话就好。	对压迫敏感。面对广泛的社会和政治变革的需求时有无力感。或许会感到自己是个受害者。非社会建构的身体损伤可能会被低估。

表6-2　三个残障模式的语言特点

	道德模式	医疗模式	社会模式
描述性语言示例	乔备受多发性硬化症之苦，常年坐在轮椅上，要用特殊的餐具才能吃晚餐。	病人乔因多发性硬化症而导致部分截瘫，因此他使用轮椅，并使用弥补他抓握力损伤的餐具来吃晚餐。	乔是一名患有 MS 的男士，他坐在他的椅子上吃晚餐。

	道德模式	医疗模式	社会模式
评论	请注意这里使用了充满负面情感的词语，例如"苦""常年坐在"和"才能吃晚餐"。乔的特殊性被强调，而且被赋予负面的意义。	这里使用了精确的医学术语来描述，例如"部分截瘫"和"多发性硬化症"。留意这里关于"弥补"一词的使用。	这里的重点回归到了"吃晚餐"这个动作。而且不强调疾病与功能，而是强调乔是一名"男士"的身份，而非"残障者"。另外，使用"椅子"而不是"轮椅"，更符合残障群体文化。重点是这里强调的是人的能力而非缺陷。
临床中的语言示例	我的儿子走路走不直，右手也不好用，所以他不能自己切食物吃。很多时候，我们都需要帮助他，这真的很辛苦。	我的儿子右侧偏瘫，但是他的大脑正常。他正在学习如何能够更加独立。	我的儿子患有脑瘫。我们想要知道怎么才能帮他交到更多朋友，让他活得更快乐。
评论	这里的重点完全都在说问题与不足，以及给家人带来的负面影响。	这里使用了客观的医学用语。家长在这里也回避了"脑瘫"这一用词，因为它带有社会污名。并且家长强调儿子没有大脑方面的损伤，强调儿子的独立能力等。这很符合美国社会的主流价值观。	在这里，家长毫不忌讳地给出儿子的诊断，然后把重点放在了儿子的生活质量、快乐与人际交往方面，并且希望知道如何协助儿子，而不是视其为负担。

续表

	道德模式	医疗模式	社会模式
积极面对的语言示例	在我 12 岁的时候，我踩到了地雷。现在我虽然每天都在疼痛中醒来，但是它可以提醒我，我活下来了，感谢真主。	每个人都有他需要面对的东西。而且医学在不断发展，我现在也能够很好地应对。	我去参加了一个夏令营，那里所有的孩子都有残障。这太棒了。残障很正常，没什么大不了的。
评论	我们可能以为这个人会接着控诉"地雷"事件，但是话锋一转，他说起了悲剧背后的积极意义。	残障在这里被视为与其他人可能遇到的困难类似。这个人对未来的医学进步抱有希望，且相信自己有能力应对。	这个人在夏令营中感到一种归属感。因为在那里，残障是一种共通的经验，但又不会被过度强调。
消极面对的语言示例	儿子有这种疾病是我妻子的错，都怪她怀孕的时候还背负那么多压力。	医生什么都不懂，他们帮不了我。他们只想把我当作一个病例传来传去。	残障者永远在社会最底层，这是永远不会改变的。我无法改变世界，世界就是这样。
评论	这里用责备的语气，把残障归因到某个人身上，会导致对这个人的负面感受。	这里有绝望的感受，表达了对医疗专家的不信任，缺乏与他们合作的意识。	这里也是绝望的感受，认为残障的问题是一个关于人性的艰巨课题，根本无法改变，且坚信残障者会永远处于被压迫地位。

道德模式

道德模式是全世界最普遍也是历史最悠久的残障模式。持这个模式的人认为残障反映了个体的性格、行为、思想和命运。当残障被视为来自错误或罪恶的行为时，强烈的污名与羞耻感可能就会被引发出来。家庭成员可能会被指责是他们的不当行为、恶念或过往所犯的错误等原因导致了残障的出现。这个模式积极的方面是有时候残障会被认为是上帝的旨意，而且只有那些有能力的人才会被上帝选中。有时候，残障在持这个模式的人看来，也可以提醒人们感恩自己仍然拥有着生命。

虽然有人可能认为道德模式已经过时了，或者认为它只会出现在发展中国家，但是事实并非如此。例如，对加州移民人口的两项研究发现，智力障碍儿童的家长都以持有道德模式为主。其中，一项研究的参与者是说中文的孤独症儿童家长（Wong, 2007）。另一项研究的参与者是亚裔印度人，是受过良好教育的智力障碍儿童家长（Narayan, 2014）。在我的临床经验中，大部分人理性上是否认道德模式的，但是感性上却深受其影响。这个模式所使用的语言通常也能够引发人们的情感反应。

医疗模式

医疗模式是大多数与残障相关的期刊以及几乎所有医学期刊的主要视角。它把残障看作身体系统或功能的损伤，并认为那本质上是病理性的存在。这个模式下的治疗目标是让身体系统或功能尽可能恢复到接近正常水平。在这个模式下，专业的医疗、物理治疗等知识只属于某些受过训练的相关工作人员，而残障者只能作为"病人"或"患者"来"听从医嘱"。在医疗过程中使用的语言，也主要是与临床相关的专业词汇。这些语言如果没有翻译或解释的话，是很难让残障者理解的。不过，虽然康复心理学家的工作环境主要以医疗为导向，但是康复心理学已经逐渐转向了社会模式。而心理学则变化不大，因为医疗模式在心理学中根深蒂固。在心理学领域，残障通常是被视为"变态"或"异常"的，而且残障者的需求也不被认为是人类普遍的需求。

社会模式

社会模式起源于 19 世纪初，但在 20 世纪 20 年代至 20 世纪 70 年代几乎没有任何发展。直到 1973 年，它伴随着美国的激进主义社会运动再次出现。当时的残障运动借鉴了其他民权运动的经验，例如会采用在市政厅静坐或抗议的方式来推动政府施行相关的残障康复法案。这样的运动据说在旧金山最有效果，不过最终结果是到了 1975 年也依然没有施行康复法案。在这种模式下，残障被视为一种社会建构。这和其他两个模式相比，是很大的改变。持这个模式的人认为，社会环境与残障者的需求之间的不匹配，是造成障碍与不便的原因，而非残障本身。人与人之间的不良态度和物理空间的障碍，会给残障者造成更大的影响，也是阻碍社会融合的主要因素。社会模式认为，残障者不是"异常"的，而是在任何时代的人类社会中都会存在的一个正常的组成部分。因此，残障者的需求也是全人类需求的一部分。社会模式的干预目标是改变社会，包括政治、经济、社会、教育与金融等方面。它的目标不是改变残障者，但不代表残障者不需要帮助、康复或治疗。这个模式下，不同类型的残障者会聚在一起进行社会倡导，相关的文献也会将不同类型的残障者看作一个整体，而不是分别讨论。

影视作品中的残障模式

影视作品是传播残障形象与相关信息的主要方式之一。有学者提出，电影可以反映社会对残障的看法，反过来也可以塑造社会对残障的认识（Black & Pretes, 2007）。在有残障角色的电影中，普遍存在着很多对残障的刻板印象，例如残障者是可怜、可悲的，是不吉利、邪恶、不道德或自作自受的。再比如他们会被认为是缺乏适应能力的、不会成功的，因此被看作是家庭与社会的负担，甚至不如去死。另外，一个典型的反向的刻板印象的例子是"身残志坚"——通常用来描述残障者做到了常人都不易做到的事情。上述学者在对 18 部相关电影的回顾中发现，电影中经常出现没有性需求、没有工作能力或者因适应不良而自残自杀的残障者形象。另外，电影中的残障者好像都无法拥有一段长期稳定的亲密关系。

然而，在数百部有残障角色的电影中，也有值得肯定的地方（Byrd & Elliott, 1985; Darke, 1999; Kraayenoord, 2011; Norden, 1994; Safran, 1998）。有人评论了相关纪录片（*Cinem Ability*, 2013），也有人用纪录片的形式回顾了电影中的残障形象（*Diffability Hollywood*, 2016）。读者都可以进一步参考这些资料。而在下文中，我也将根据不同的残障模式来分享一些电影给读者。

道德模式

基于道德模式的影视作品，会有以下几种描述残障的形式。第一种形式是把残障表现为比死亡更糟糕的命运。在很多电影中，残障者宁愿去死，也不愿适应残障而好好生活下去，例如《闻香识女人》中的男主角、《百万美元宝贝》中的女主角或《晚安，母亲》（1986）中的茜茜·斯派塞克。第二种形式是暗示残障者是邪恶的、与社会隔离的。例如《歌剧魅影》和《星球大战》中的残障者是邪恶的，《剪刀手爱德华》中的男主角因为他先天的危险性是需要远离社会的。第三种形式是将残障者描述为有某一方面的感知缺损，却能在另一方面得到提升，就像古希腊传说中的盲人是先知一样。例如在电影《雨人》（1988）中，一个孤独症患者被塑造为一个数学天才。在这部电影中没有区分孤独症本身和常年待在一个特殊机构中这两方面对人的影响，从而加深了人们对孤独症群体的误解。还有一个例子是《超胆侠》（2003）。电影中一个年轻人因接触危险废弃物而失明，但他却因此拥有了其他感官的超能力。《一路上有你》（1998）这部电影中，男主角是个先天矮小的人，虽然没有什么超能力出现，但他被赋予了可以帮助他人的生命意义。当他真的帮他好友完成了找到亲生父亲的心愿之后，他就遭遇车祸死去了。

还有一种形式，会用残障来刻画悲剧性的画面。在电影《诺丁山》（1999）中，人们在某次晚宴上开始比谁更惨，结果是那次晚宴的女主人因为是个轮椅使用者而博得了最多的同情。那个带着悲伤氛围的场景以男主人将轮椅上的妻子抱上楼为结尾。但有人质疑：为什么要刻意制造悲情的画面？明明看得出那个家庭是有经济能力安装升降椅的。

医疗模式

心情沮丧的残障者与一名非残障者交往，从此开始变得积极向上、拥抱生活——这样的情节在影视作品中屡见不鲜，体现了残障的医疗模式，例如《锈与骨》（2012）、《不屈的布鲁斯》（1971）、《音乐椅》（2011）、《尽善尽美》（1997）、《神秘拼图》（1999）和《月色撩人》（1987）等。

这种常见的情节也有一种对应的反转模式，那就是：残障者会让身体健全的人认识到生命的意义。例如，在《我是山姆》（2001）中，帮助山姆争取女儿监护权的女律师，通过与山姆的相处，学会了如何做一个更好的母亲。还有在《跟着妹妹搭巴士》（2005）中，瑞秋通过每半个月与轻度智力障碍的妹妹贝丝一起搭几天公交车，更加了解了自己，并拓展了自己的世界观。在电影《真情电波》（2003）中，一个有发育障碍的年轻人成了鼓舞他的教练和球队的人。最后，在《希望生长的地方》（2014）中，一名受伤的篮球运动员在与患有唐氏综合征的男子成为朋友后找到了生活的意义。

社会模式

社会模式曾体现在一部早期的电影——《荣归》（1978）之中。电影中，残障老兵与一名女性的性亲密行为被毫无避讳地呈现了出来。在《生命的舞动》（2004）中，当残障青年罗伊搬入残障者之家后，与说话很难被人理解的脑瘫后遗症人士迈克尔成为朋友。两人一同搬了出去，有一名他们聘请的生活助理协助他们在外自立生活。这里的重点是，两名残障者是自己做出决定的，而不是其他人替他们做的决定。而且这部电影展示了即使残障程度较严重，残障者也可以在生活助理的帮助下自立生活，电影还刻画了残障者之间真挚的友谊。电影《轮椅上的竞技》（2005）通过一个四肢瘫痪的人参加残奥会的故事，从局内人的视角展示了中途致残者是如何在运动中重拾生活乐趣的。在《水舞》（1992）中，电影真实地描述了一个康复中心内部发生的故事，涉及了残障者对亲密关系的讨论。电影中的残障男性角色也很真实，有的人很惹人厌，有的人很懦弱。电影《特别响，非常近》（2011）叙述了一个患有孤独症的9岁男孩因"9·11恐怖袭击事件"失去父亲的故事。关键点是这个孩子在成长中没有被视为家庭的负担，家庭里充满了爱。这一切都被电影非常真切地展示出来了。还有一部电影很有趣，它的名字叫《面具》（1985）。电影里残障少年的面部是畸形的。这一开始可能让人害怕，但后来大家也都能接受了。妈妈的爱，还有陌生人的关怀，都让这个残障少年能够好好地应对学校里的各种欺凌与情感挫折。而《心灵深处的音乐》（2007）这部电影讲述了一名战后推动法律保障残障权益的听障者的激情澎湃的故事。这具有非常重要的意义，因为通常那些在自立生活运动中奋斗的残障者，还有那些推进重要法律实施的残障代表，总是不为人知。最后要特别提一下《真正的朋友》（1980）这部电影。原因是，在电影里面有一个情节讽刺了道德模式对残障的一个常见观点。当曾试图自杀但结果成为残障者的人被问起"是如何瘫痪"的问题时，对方在听到"是因为我自杀未遂而瘫痪"的回答后，不解地说："什么！你搞反了吧！瘫痪不是应该发生在自杀之前吗？"

虽然这里我提到了一些电影来说明某一个残障模式，但读者们应该清楚，任何一部电影都不会只有单一的观点，主角的视角、配角的视角以及导演的视角都有可能不相同。例如《阿甘正传》中，主角是一个打破对残障者传统认知的坚韧形象，但这并不能代表导演没有任何对残障的刻板印象。总之，电影还是可以帮助治疗师和来访者理解不同的残障模式，以及它们是如何塑造残障者的主观世界的。

模式评论

每个模式都有它的优点与缺点，而且没有任何一个残障模式能够全面概括残障者的经历。有些学者就曾批判社会模式，也对"残障群体只是人类多样性中的一部分"这样的观点提出挑战（Anastasiou, Kauffman, & Michail, 2016；Owens, 2015；Shakespeare & Watson, 2002）。他们认为虽然同为少数群体，但是残障群体面临的问题很不一样。这里说明一些他们的观点。首先，在美国，几乎 80% 的人都属于某一类少数群体。唯一没有受到歧视的，或许就是那些在美国出生的、异性恋、健全的、健康的年轻白人男性。因此，强调残障群体的少数性就没什么特别的了（Anastasiou et al., 2016）。其次，残障群体是人类的自然组成部分。即使是一代又一代的跨族群婚姻，也没有让它消失。举例来说，由于宗教间的通婚，美国犹太人的比率正在下降。但是两个非残障者也还是有可能生出一个残障的孩子的，两个残障的父母也可能生出一个非残障的孩子。导致残障的原因包括基因突变、自然的变异、突发事故和生育困难等等。其中有一些原因如今可以得到控制。例如在怀孕早期服用叶酸补充剂可以帮助子宫内脊髓发育，避免后代发生脊柱裂。但是大部分致残因素依然存在，而且会不断出现新的致残因素。

如果将残障视为一种社会建构，将残障的问题视为社会政治问题，那么表明存在纯粹的社会政治策略可以解决所有的残障问题。但事情没有那么简单，因为除了社会政治因素之外，残障还无法摆脱生物、心理、文化等因素与社会政治因素之间的相互作用（Shakespeare, 2006）。再多的法律、政治、经济或社会变化，都无法抹去与残障有关的现实。例如，尽管反对社会的排斥和压迫是必要的，但这并不能消除与伤残有关的疼痛、疲劳或虚弱感。

残障的出现，不因性别、种族、国籍、性取向或宗教的不同而不同。世界上没有不存在残障的国家，也没有哪一个国家以残障群体为主流。残障追溯不到任何国家、历史时期、移民潮或种族的源头。也可以说，自人类起源时就有了残障者。

大多数受压迫群体都是作为一个整体在争取平等权益，但是对于残障群体来说，每一个个体都有其差异性。例如，在特殊教育领域中，很难有一套标准化的教学方案可以应用在所有残障学生身上。根据相关法规的要求，特教人员需要为每一个残障学生制订个别化的教育计划。由此也可看出，虽然将不同的残障类型放在一起考虑，会有其社会与政治层面的意义，但也可能会忽略残障者的个别化适应需求。可以用"最少限制环境"（least restrictive environment）这个特教原则来举例说明。它认为残障学生应该尽量加入普通学生的班级一起学习。但是，对于聋人学生来说，这可能让他们处于不利的学习环境中。因为有研究显示，高中毕业的聋人阅读水平明显低于听力正常的同龄人，而且聋人在使用手语的聋校学习表现更好（Gentry, Chinn, & Moulton, 2004；Johnson, 1989；Marschark et al., 2009；Schirmer & McGough, 2005）。

在另一些情况中，残障群体和其他受压迫群体也有很大的不同。例如"隔离"问题，对于残障群体来说，是被社会与法律所容许的。在物理空间的设计方面，社会为残障者设计了专门的出入口、饮水处、交通系统、酒店房间和剧院爱心座，这些都使得残障者与主流人群分离开来。"通用设计"的理念可以消除一些隔离现象，例如在电影中加入无障碍字幕或者在主要出入口铺设坡道，但依然有很多隔离现象很难被消除。1954年著名的"布朗诉托皮卡教育局案"中，就已经提出了隔离对人的有害影响，但如今隔离仍然时常出现在残障者的生活中。

和其他受压迫群体的另一个关键区别是，残障者面临着由收入劣势和转化劣势构成的综合性经济劣势（Anastasiou et al., 2016）。首先，残障者面临较高的失业率和较低的就业率，而且随着年龄增长，工作的选择空间会越来越小。这些都是与他们的收入劣势相关的因素。而转化劣势和残障者需要额外协助以及需要付出更大代价来保障生活品质有关。残障者收入的一部分，要用于支付个人助理、假肢、鞋或衣服的改造、汽车的改装、备用设备、辅具维修、家居改造以及价格更高的优质物品等的花费。这些都是与残障有关的额外开支。要消除这两种经济劣势，需要的不是社会正义，而是分配正义。在社会正义的价值观下，社会上的每个人都拥有相等的资源，一个人获得的资源份额不会影响另一个人。但是对于残障群体来说，这显然不是一个很好的模式，因为他们更需要的是分配正义。不过在分配正义的价值观下，残障者获得的资源可能会影响到非残障者的资源份额。例如，在出入口为残障者预留的停车位意味着非残障者不能使用该停车位，在登机流程中给残障者提供的优先服务意味着非残障乘客要在残障者后面选择座位和放行李的空间，而当学校的一个孩子对花生严重过敏时，教室里的其他孩子可能就不能带花生酱三明治到教室里来吃。在这些情况下，残障者的需求都会影响到非残障者。这会让人较难接受，特别是在以"人人平等"为理想的美国。

不同类型的群体之间产生权利冲突时，常常会诉诸法庭。例如在我居住的地方，有一名男性残障者认为某家企业的物理环境不符合无障碍标准，于是向法庭提起诉讼。这一事件也得到了当地媒体的关注，但是报纸上的文章没有着眼于企业的无障碍现状，反而关注的是该残障者的经济水平以及小企业主的利益。结果几周后，加州立法院通过了一部法律，使得这类事件更难被提起诉讼。显然，在媒体、公众舆论以及立法院看来，残障者的权利没有小企业主的权利重要。

这里我还要提醒几点。首先，不同的残障模式都有其优点和缺点。当学习了很多个模式之后，人们可能会认同某个模式。特别是刚学习完这些知识的学生，容易认同社会模式。但是，要注意尊重每个人所持的残障模式，尤其是不要将你所认同的模式强加给来访者。另外，我们也很难评估一个人到底以持有哪一个模式为主。虽然我之前提出了一些评估残障模式的问句（Olkin, 1999），且后来进行了进一步的优化（Wong, 2007），但这样的方法还没得到有效的验证。顺便提一句，有一个类似的工具，叫作"残障身份认同量表"（Hahn & Belt, 2004）。最后，没有足够的研究结论表明某个残障模式与更高水平的心理健康有关。某研究发现，积极的残障认同和残障社群归属感，与多发性硬化症患者抑郁与焦虑较少有关（Bogart, 2015）。另一项研究发现，更高层次的残障认同与更高的自信水平相关（Nario-Redmond, Noel, & Fern, 2013）。但这一类研究太少，还需要更多的学者去关注受益于具体某一个残障模式的残障者数据。

临床意义

从对残障的三个模式的描述中可以看出，来访者对残障的反应有很多不同之处，包括他们的信念系统、语言习惯和情绪情感等方方面面。甚至对于自己是否是"残障者"，人们也可能有不同的看法。但是，每个人对于残障的理解其实都会涉及这三个模式。我们可以来想象一下，这里有六个杯子，每个杯子都标有道德模式、医疗模式或社会模式的标签，每个模式都有一个积极的杯子和一个消极的杯子。然后，每一个杯子都有可能是空的，也有可能是半满的，还有可能是完全装满的，而且它们之间是独立的。可参见图 6-1。那么，了解来访者的残障模式，就需要看到六个杯子，而不是只关注那个比较满的杯子。例如，山姆认为自己"没有朋友"。但随着会谈的后续探索，治疗师发现这不符合现实情况，属于"不合理信念"，即他认为自己是"有缺陷的"，因为他是一个有残障的人。并且他会进一步认为自己因为残障而不被人喜欢，被人回避。这些都是道德模式的消极影响。因此，在治疗中，我们就可以转向

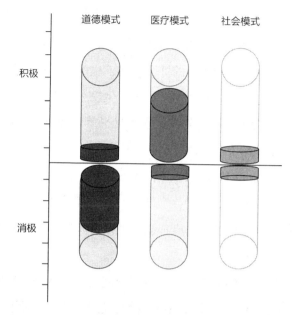

图6-1 个体在三个残障模式下获得的好处和面临的困难

其他五个杯子展开工作，例如增加道德模式的积极面，或者转向医疗模式和社会模式。

持有不同残障模式的来访者在对身份的自我表露程度上也有差异。特别是对于那些隐性残障者来说更是如此。每个模式的积极面和消极面关联到不同的自我表露程度或方式，详见表6-3。自我表露也会与其他背景变量有关。如果残障者拥有导致偏见和歧视的其他身份或特征，那么他在表露自己这个被高度污名化的"残障身份"时，会遇到更多的困难。另外，对残障的自我表露不是"全部"或"毫不"的选择。例如，一个人可能会在残障群体中表露自己的残障情况，但在另一个大部分成员是非残障者的团体中可能就会选择不表露。

建议治疗师练习评估自己关于残障模式的"六个杯子",并且可以朝着世界卫生组织所持的生物—心理—社会模式的方向去整合。该模式扩展了最近发展的社会模式,也回应了对社会模式的批评。这对临床工作会很有帮助。首先,生物—心理—社会模式对残障者来说是较能接受的。其次,它是最平等、最具合作性的模式。再次,在这个视角下,残障的问题同时与个人、家庭、教育、经济和政治相关,因此治疗可以多方面展开。最后,持生物—心理—社会模式的人认为残障是一种社会结构,而道德模式或医疗模式也是社会结构的一种。因此,持有该模式的治疗师同样可以采用来访者认可的模式语言与其交流。

在治疗中,必须尊重来访者及其家庭成员所持的残障模式。尽管我建议治疗师持有生物—心理—社会模式,但治疗师不能坚持要求来访者及其家人也这样做。相反,治疗师要引导他们看到自己所持的残障模式的积极面,并尽量减少其消极面的影响。而且治疗过程也必须基于来访者所持的残障模式展开,不然会引起双方的不匹配,从而对治疗关系、治疗过程和治疗结果产生不利影响。

表6-3　残障模式与表露残障的假设性概率

残障模式	积极面或消极面	相关的主题	表露意愿
道德模式	积极面	与上帝的关系,被选中,信仰的增强	会与同样是被选中的人表露(例如其他的残障者或家庭、宗教团体等)
	消极面	羞耻感、罪恶感、自我或家庭蒙受的污名、对适婚年龄者的不利影响	不太可能表露

残障模式	积极面或消极面	相关的主题	表露意愿
医疗模式	积极面	明确的病患者角色，污名的减少，朝"正常的"生活迈进	大多数情况希望被看作"正常"人，因此对于表露很谨慎
	消极面	被贬低，身体被分为"好"的和"坏"的，很少将残障融入自我概念中	有"合理便利"的需求时，才可能会表露
社会模式	积极面	残障与自我概念的整合，赋能，社群认同，残障骄傲	很可能向大多数人表露
	消极面	受害者位置，超负荷的污名与歧视问题	可能会在感到安全的情境中表露

临床案例

古普塔和拉克希米是一对从印度移民到美国寻求更好的教育与工作的夫妻。他们有两个儿子，其中小儿子戴文有智力障碍。夫妻俩都接受了良好的教育，本来也都拥有不错的工作，但是后来拉克希米为了照顾小儿子而放弃了事业。戴文在一所特殊学校上学，学校召开会议讨论戴文的个别化教育计划（IEP）时，邀请了他的父母参加。但古普塔和拉克希米并不怎么发表意见，通常都是点头同意学校的工作人员的建议。学校的工作人员听到这对父母形容他们的孩子是"没脑子"的，感到非常震惊，而且这对父母也没有给孩子进行早期干预。学校的工作人员认为需要从这对不负责任的父母手里拯救这个孩子。他们建议这对父母将孩子送到相关的机构，并让孩子参与相关的支持性团体，因为这对孩子的发展和独立性很有帮助。但是这些建议被这对父母拒绝了。其实学校的工作人员并不知道，这个家庭中充满了耻辱与愧疚感，让这对父母不怎么敢说话。因为这对父母可能认为生下一个"没脑子"的孩子是他们的错。例如父亲可能会将这种罪责归咎于母亲怀孕期间乱吃东西。但学校的工作人员认为这对父母不发表意见的原因是他们不怎么会说英语。这样的看法显然有失偏颇。而盲目地指责父母没有将孩子转介到相关机构，也是因为学校的工作人员没有理解这对父母的心情——他们不希望让更多的人知道他们的孩子有智力障碍。

在这个例子中，首先，学校的工作人员需要了解这对父母所持的是残障的道德模式。其次，他们需要了解印度文化中的"智力障碍"对一个孩子来说意味着什么。如果学校的工作人员对这对父母有过多负面假设，例如认为他们不擅长英语、对残障相关知识很无知或不想认真与校方合作，都会让双方之间的裂痕长期存在。虽然这个家庭不太可能寻求治疗师的协助，但如果这种事发生的话，治疗师首先就需要了解他们与学校之间的裂痕是如何产生的。这可以帮助治疗师避免犯相同的错误。治疗师也需要用道德模式的语言和他们沟通，因为只有治疗师了解了来访者的世界观，才能对其产生影响。不过，对于治疗师来说，倾听父亲责备母亲、母亲责备自己或母亲放弃事业的故事，似乎很难让治疗师接受，甚至这些话会令治疗师反感。但治疗师不能坚持要他们改变，因为那就是他们的信仰。治疗师要做的，是先了解这个家庭的残障模式，然后慢慢转向该模式更积极的那一面。例如，相比于临床环境，母亲可能更愿意在公园里与其他印度智障儿童的母亲交流。而相比于去机构学习，这对父母可能更愿意采用阅读的方式来学习关于智力障碍的成因、残障的不同模式或如何帮助儿子发展更多自我照顾技能的知识。让他们阅读的目的不是改变他们的道德模式，而是让他们慢慢减少羞耻和愧疚感，从而在决定如何照顾他们的儿子时体验到更多的能动性。

残障模式在山姆的案例中的应用

接下来，我将用残障模式的概念分析山姆的案例。我们或许可以从中看出，一个人要对抗内在的残障信念系统是多么挣扎和纠结。山姆从小接收到的是矛盾而混乱的信息。一方面，他被要求像其他非残障男孩一样，或者尽量让自己看起来是正常的，例如摔跤不哭泣，做任何其他男孩可以做的事情。另一方面，他需要每天早上被父亲抱下楼，晚上又被抱上楼。他们从来没有讨论过对生活环境进行无障碍改造，或许这对于他们来说有经济压力。另外，山姆的残障仅仅被视为一种疾病，而他的情感与社会层面都被忽略了。这给人的印象是脊髓灰质炎是不可谈论的、羞耻的。另外，童年时同龄人的戏弄、日常的疲劳状态和频繁的跌倒强化了山姆的这些感受，但却没有机会让他对此有所反思。山姆内化了道德模式，认为残障是可耻的。他也内化了医疗模式，认为自己是一个必须听从医生指示的病人。后来，他接触到了同志骄傲和民权观念，并完成了自己的"出柜"。这让他想到，可以将这些观念应用到残障上。再后来，他加入了一个残障支持小组，也拥有了一个支持社会模式的脊髓灰质炎朋友，并且他也阅读了我在 1999 年出版的书。这些体验都让他越来越多地接触到残障的社会模式。但是，接触社会模式越多，他内心的愧疚感也就越多。因为他无法抛下内在对残障的羞耻感和消极态度，来完全地拥抱社会模式。他的头脑想去那里，但他的心却无法跟随。于是，在治疗中，首先要帮助他了解自己是如何在道德模式和医疗模式下长大的。这有助于减轻他对自己的羞耻感。然后，他通过生活中一次又一次的尝试与真实经历，去应用和感受社会模式。例如，之前他从来没有坐过轮椅去旅行，在机场他都是拄着拐杖等候工作人员推轮椅来协助他登机。这种方式常常让他感到无力、疲倦，甚至很生气，因为有时候要等很久。后来我们讨论可以尝试使用轮椅，这样可以获得更多的独立性。但他很害怕自己会被困在机场，并担心机场安保人员对他吼叫。我们必须一步一步地讨论可能发生的情况，从停车到登机，再到落地后轮椅的取回。在整个过程中，我需要不断地提醒他，他没有做错任何事情，他有权使用轮椅旅行。在这个过程中，我们还使用演练的方法，来练习如何应对那些消极的场景。虽然由于他心中对社会模式的不坚定，常常需要我来扮演他给他做示范，但最后他做到了，可以使用轮椅旅行了。同样，在处理他面对医生的被动和害怕时，我们会对各种情形进行头脑风暴，让他演练如何提问。这些只是将模式转化为行动的两个例子，目的是让理论在日常生活中变得具体可操作。问题不在于山姆没有自己做这些事情的行为能力，而是他不相信自已有权利和力量去做。一旦他的心态改变了，他的行为就会随之改变。

本章讨论问题

1. 请使用"六个杯子"的评估方法来阐述你所持有的残障模式。

2. 找一部本章没有提到的有残障角色的电影。该电影的导演对残障的看法是什么？电影所传达的残障观念是什么？

3. 你如何批判性地看待残障的社会模式？

4. 假设班级里有两个学生，一个使用服务犬，另一个对狗过敏。你会如何处理潜在的冲突？

5. 在职场、教育、医疗和朋友圈这四种情境中，你对隐性残障者的自我表露问题怎么看？

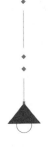

第七章
D-AT 模块四：交叉背景

残障往往被视为某个人最突出，甚至唯一的特征。比如，我的两个视觉障碍研究生，他们的性格明明有天壤之别，却总是被人搞混。因为在他人眼里，他们都是"视障生"。而且，他们的其他特征都被忽略了，只剩下"视障生"这个标签。这种个体的某个特征盖过了其他特征，并让人形成以偏概全的印象，正是中心特征在其中发挥着作用（Asch, 1946）。

残障不仅很容易成为一个人的中心特征（Wright, 1983），而且当其他人对残障者形成印象时，这个中心特征的存在还会扩散到其他不相关的方面（Dembo, Leviton, & Wright, 1956）。这种扩散指的是他人会根据残障这个特征来推论残障者其他方面的特征（Wright, 1983）。因此，残障的存在并不只是对他人印象的形成产生影响，还会引发对残障者其他不相关特征的错误预设。例如，服务生可能会对一个盲人大声说话，就好像这个人也失聪了一样。又如一个年轻人高姿态地称呼一位坐轮椅的老妇人为"宝贝"，因为他假设这位老妇人是弱小、无助或有智力缺陷的人。

显然，人们不能因为残障而忽略个体的其他特征（Mason & Scior, 2004）。在上一章中，我们已经了解到，在不同的残障模式下，每个人对残障的理解各不相同，况且每个人的社会背景、种族、宗教信仰、性别、年龄、性取向、社会经济地位以及教育程度也都不同。在这一章中，虽然不可能对这些变量逐一展开讨论，但我想要强调一些对残障有重要影响的交叉因素，包括教育和社会经济地位、性取向、种族、心理疾病与精神障碍等。

教育和社会经济地位

残障与贫穷密不可分（Braithwaite & Mont, 2009；Emmett, 2005；Fitzgerald, 2007；Palmer, 2011）。相比于非残障者，残障者更有可能生活在贫困线以下。他们的收入也更有可能比周围的邻居低，而且更有可能面临失业或就业不足的风险。他们更多地使用政府提供的保险，而不是个人商业保险。抵押贷款的违约案例中，大约有一半是涉及慢性疾病或残障的（Huang, 2011；Robertson, Egelhof, & Hoke, 2008）。另外，残障和贫困都是中学辍学的相关因素，且它们相互作用（Chapman, Laird, Ifill, & Kewal Ramani, 2011；Dunn, Chambers, & Rabren, 2004；Leone et al., 2003；Scanlon & Mellard, 2002；Thurlow, Sinclair, & Johnson, 2001；Christie, Jolivette, & Nelson, 2007）。而且，残障学生继续上大学的比率也较低（Wagner & Blackorby, 1996；Wagner, Newman, Cameto, Garza, & Levine, 2005）。最后，在大

学阶段，大学生也更有可能因为医疗或健康问题而辍学（DeBerard, Spielmans, & Julka, 2004；Jorgensen, Ferraro, Fichton, & Havel, 2009）。

另外，生活在贫困中的人，残障的发生率也更高（Fujiura & Yamaki, 2000；Grech, 2011），因为他们获得的医疗资源相对较少。而且残障者面临着经济方面的转化劣势。这一点在第五章中讨论过，也就是残障者在将收入用于获得更高质量的生活时，处于不利地位。很多残障者需要自己支付无障碍空间的改造费用，例如增加坡道或扶手、加宽过道等，或者他们需要自费购买一些辅助工具，例如电动轮椅以及配套的升降机等。虽然有些人有保险，但通常保险的项目不包含这些，或者仅仅包含少部分而已。这就导致了残障家庭不仅收入更低（Brault, 2011），而且需要自费的医疗费用更高（Zaidi & Burchardt, 2005）。残障者的生活成本高可能让他们贫穷，而贫穷又可能影响他们的健康，因此他们需要找到一个解决方案。由于受过高等教育的人收入更高，而且更有可能从事非体力劳动，所以残障者若是能够上大学，那将会是一条不错的出路。不过，拥有较高学历的残障者也同样面临着失业和就业不足的问题。

比如，我曾访谈过一个 50 岁出头的盲人。他拥有临床社会工作者的执照，却从未得到过相关的工作。我引用这个例子，是为了替无数个曾被我和我的学生访谈过的、有硕士或博士学历却从未有机会进入职场的残障者发声（Cohen, 1998；Conley-Jung & Olkin, 2001；Olkin, Loewy, Safron, Hall, & Crockett, 2016）。另外，育有儿女的残障女性，更有可能无法获得工作机会。这可能是因为她们有着残障者与女性的双重身份（Blackford, 1993；Doren & Benz, 2001；Farber, 2000；Kocher, 1994）。

有另一种说法，认为所谓的"白领工作"更适合残障者，但其实工作性质并不是关键。即使是在法律（Jolly-Ryan, 2005；Postar, 2011）、医学（Mercer, 2005；Ouellette, 2011）和临床心理学（Olkin & Pledger, 2003）等专业领域的残障"白领"，还是会遇到社会与态度方面的阻碍。也有一些专业领域，因为需要更多的残障相关知识，所以会有更多的残障工作人员，他们在这些领域也更有优势。但是这样的领域很少，其中之一，是特殊教育（Crutchfield, 1997；Hauk, 2009；Pope, Bowman, & Barr, 2001；Valle, Solis, Volpitta, & Connor, 2004）。

随着服务业、科技业和信息产业的工作机会不断增加，相关的教育与训练也越来越重要。因此，在临床工作中，治疗师与残障来访者探讨有关"教育"的主题显然是很有必要的。这方面有大量的文献可以参考，它们探讨了各种有利于残障者留在教育环境中的影响因素（Getzel & Thoma, 2008；Knight, Knessel, & Markle, 2016；Roberts, Ju, & Zhang, 2016）。这些因素包括定制适当的个别化教育计划（Individualized Education Plan, IEP）、协助掌握特定的学习技巧、适当地给出调整方案以及提升学业自我效能感。这对于从幼儿园到大学的所有求学阶段，都一样适用。

那么，治疗师该如何协助儿童及青少年更好地维持就学呢？这里有一些方法可供参考。在幼儿园及小学阶段，治疗师可以参与残障的评估过程。一般来说，家长很难自己摸索清楚学校的支持体系。因此，治疗师可以安排他们与校方会谈，甚至参与和残障学生的个别化教育计划有关的会议，或是对学生的教学调整提出一些建议。这些都会非常有帮助。在初中、高中阶段，社交因素是学生维持就学的关键因素。如果社交氛围是排挤的、污名化的、贬低的、孤立的或是有霸凌现象的，那对残障学生来说，上学就会是很大的负担。还有一种情况是，残障学生因为被很多群体排挤，所以可能会加入一些不会拒绝他们的团体，例如吸毒者、旷课者等群体。中学阶段的人，对同质性和融入的标准非常苛刻。因此，这对于特殊人群来说，将会是个非常困难的人生阶段。治疗师在这个阶段协助他们时，可以从情感支持、自我力量和心理韧性等方面入手。下文提供一个案例供大家进一步思考。

> 艾伦是一名15岁的女孩，有脑瘫后遗症，使用手动轮椅。她不能独立完成身体的移动，所以日常生活中很多活动都需要父母帮助。由于身体、学业和社交上的困难，她小学阶段都在家里读书。而现在，她回到了公立高中上学，但依然交不到什么朋友。即使她很努力地在穿着和打扮上靠近其他同学，甚至也在身体上打洞和刺青，但弥补不了她拙劣的社交技巧和身体的残障。她未来的生活目标是能够和其他女生一样住在自己的公寓里，并且成为一名兽医。但目前看来，这个目标有些遥远。因为她现在如果只是不停地做数学题，根本无助于未来她独立上大学或生活。

性取向

研究显示，在同志群体之中，残障的发生率更高，即使在控制了残障协变量的研究中也是如此（Fredriksen-Goldsen, Kim, & Barkan, 2012）。但是，有关这些多重身份交叉的研究文献依然很少。研究者指出，服务同志群体的治疗师需要了解残障主题；同样，服务残障群体的治疗师也需要了解同志主题（Fraley, Mona, & Theodore, 2007）。

总体上说，有关残障女同志的文献比残障男同志的多。这可能有几个原因。第一，女权主义运动和残障权利运动有很多相通之处，例如关于社会建构的思考模式。第二，女权主义非常强调"包容"的价值观，所以很多残障女同志会被邀请加入女权主义的阵营中。第三，对权力和特权的觉察是女权运动的内容之一，它能自然地延伸到对健全身体特权的觉察。第四，女性和残障者都更多地遇到性暴力或身体暴力的问题。第五，残障女同志比异性恋的残障女性更容易找到伴侣。这可能也是因为女性群体对身体多样性的包容度比男性群体高（Fallon & Rozin, 1985；Frederick & Haselton, 2007；McCreary & Sasse, 2000；Singh, 1993）。

有一篇非常具有启发性的研究文献，探讨了性取向、性别、种族和残障等主题的交叉，其中还提到了男同志群体对残障缺乏关注的现象（Greene, 2005）。该研究者认为，男同志群体对残障的忽视，可能是因为他们觉得"异性恋霸权是主要的压迫来源……或残障对男同志、女同志和双性恋者的生活与身份认同没有显著影响"。她还指出，需要其他人的辅助才能行动的残障同志，如果得不到他们家人的支持的话，甚至都无法接触到同志社群。另外，在识别他人的同志身份的时候，人们常常依赖于视觉信息或某些外表线索。而这对于那些有视觉障碍或因伤残而外表异常的同志来说，就代表他们不容易被他人识别（Asch, 1988；Greene, 2003）。最后，非残障者会避免接触残障群体，这也是残障同志难以找到同伴的原因之一。

同志伴侣的一个重要特点，是伴侣关系中性别角色的灵活性强。而当其中一方或者双方同时是残障者时，这一特点就会更突出。在异性恋伴侣中，如果一方是残障者，他们就更可能根据身体能力的差异而不是性别差异，来分配任务（Gordon & Perron, 2004; Hafstrom & Schram, 1984; Peterson, 1979; Rolland, 1999）。同样，同志伴侣之间也不能依据性别来分配任务，因此必须找到其他能够协商任务分配的方式。例如在关于养育子女的任务中，残障家长（Kirshbaum & Olkin, 2002）和同志家长（Goldberg & Perry-Jenkins, 2007; Weeks, Heaphy, & Donovan, 2001）都表现出更强的性别角色灵活性。

残障肯定疗法的相关思想，很多都来自与同志肯定疗法（Harrison, 2000; Hunt, Matthews, Milson, & Lammel, 2006; Laird & Green, 1996）及其他多元文化相关的研究者（Falicov, 1995, 1998），因此它们之间有太多相似性，特别是同志肯定疗法。例如关于同志"出柜"的难题，在残障群体中也同样会遇到。因此，残障群体可以参考其他少数群体的经验，比如教育少数群体的下一代如何自我倡导，如何应对污名、偏见与歧视，以及如何加入同盟并为权利而战。这些都需要学习（Linton, 1998）。同时，这些内容也可以在治疗中学习。

残障女同志

虽然上文提到，有关残障女同志的文献比有关残障男同志的多，但总体上看，目前还非常缺乏这类研究。而且除了少数学者

（O'Toole, 2000）之外，很少有人会进一步关注这个领域的交叉议题。特别是关于残障者的亲密关系与交往，仍然有很多问题需要被研究（Gill, 1996）。我在担心，如果这种现状持续下去的话，仅有的那些研究推论可能会被奉为唯一真理，而这是有点危险的。另外，现有的研究中，很多也不是实证研究。即使是，其样本也限制在白人或中产阶级以上的群体之中，这也同样让我担忧。

在大学里，残障同志能够接受相关残障服务，但他们在其他方面的需求可能是被忽视的。例如他们可能受困于自己的性少数或有色人种身份，或者挣扎于以男性为中心的工科系统中，或者因遭遇多重身份的排挤而在自我认同与整合的过程中遇到困难。有研究者指出，在美国、加拿大、澳大利亚、英国、新西兰、比利时和瑞典等国家，虽然涉及的具体需求可能有所差异，但是由于年轻的残障同志拥有共通的多重少数身份，所以他们都面临着相似的污名化问题（Duke, 2011）。另外，残障女同志在大学里也都面临着谈恋爱难的困境（Asch & Fine, 1992）。

早期的研究指出，卫生与健康从业人员对残障和女同志这两种身份都持有负面态度（O'Toole & Bregante, 1992, 1993），而且对她们的心理健康需求不了解，且相关经验甚少（O'Toole & Brown, 2002）。例如某个康复机构不允许残障女同志的伴侣接触医疗记录与相关信息，且以忽视或微妙的负面态度来对待她们（Hunt et al., 2009）。另外，尽管在美国，同性伴侣之间的婚姻已经得到认可，但却没有得到人们广泛的接纳。

亨特等人（Hunt et al., 2006）的研究指出，有 73% 的残障女同志曾寻求过心理治疗的支持。但除此之外，几乎没有其他可参考的相关数据了。而且关于残障女同志的心理治疗也缺乏实证研究。女同志和残障者这两个少数群体，其实有很多相似之处。第一，他们都被排除在主流之外。第二，两个群体受到性暴力或虐待的可能都比较大（Bradford, Ryan, & Rothblum, 1994）。第三，人们对他们的性心理都有一些误解，甚至毫无所知。第四，因为性取向的觉察通常后知后觉，所以和中途致残者身份一样，女同志也可能在人生后期遇到身份认同的转换问题。第五，这两个群体都缺乏社群榜样，同时具有这两个身份的榜样更是少之又少。第六，这两个群体都可能因来自宗教、种族或国籍的压力（O'Toole & Bregante, 1992）而选择隐藏自己的少数身份。第七，他们都很难找到对残障与同志都非常了解且持肯定态度的心理健康服务。

亨特等人的研究采用了访谈法，对 15 名白人残障女同志进行了调查。整理资料后他们总结出三个主要主题（Hunt et al., 2006）。第一个是"抑郁"。尽管这并不是访谈原本关注的问题，但是有 10 名受访者反映自己有抑郁的症状。第二个是"对治疗师的感知"。在这个主题下面进一步分为"满意度""治疗师的效能""治疗师的觉察""歧视和偏见"和"治疗师的身份认同"五个部分。第三个是"治疗过程的协商"。在这个主题下面分为"出柜或自我暴露""自我倡导"和"无障碍与合理便利"三个部分。关于"治疗师的身份认同"，有 12 名受访者提到治疗师也具有同志身份这一点是很重要的。相比之下，只有 3 名受访者提到了治疗师是否是残障者对他们的影响，而且对其重要性的意见并不统一。另外，关于"无障碍与合理便利"的部分也值得一提。受访者提到，即使她们在电话中谈到了与残障相关的需求，到了治疗室还是会遇到通道无法通过的问题。还有一些视觉障碍者会遇到测验和评估上的障碍。最后，通常残障来访者面临着经济上的障碍。

这个研究最后也给治疗师提出了几点建议（Hunt et al., 2006）。第一点是，要成为一个能够与少数群体合作的心理治疗师，需要具备基本的专业胜任力。比起与你的来访者具有相同的少数身份，基本的专业胜任力更为重要。所以治疗师不一定要具备性少数身份或残障者身份，这一点和本书提出的残障肯定疗法的思想是一致的。第二点是，不要视"女同志"或"残障女性"为来访者的核心特征。受访者强调，她们希望治疗师能够看到她们的其他特征。

第三点是，治疗师需要保持学习和研究，从而不断提升对多元来访者的了解，例如参加行业会议、阅读相关期刊或书籍以及寻求督导的支持等。第四点是，在临床实践中应该对同志和残障者这两个身份都予以关注和肯定。例如，在初谈信息登记的表格中询问"伴侣状态"而不是"婚姻状态"。而在公开的机构信息，例如商业名片中，说明机构是否符合无障碍空间标准，也会是一个表示对残障议题有觉察的友善信号。

最后，如果残障女同志在治疗初期持一种对峙的态度，或提出很多对治疗师的要求，再或者是采取一种等待治疗师提起与性取向或残障相关的话题的姿态，那么治疗师可以将这些视为她们"试水"的方式，并进一步将这些行为联系到女同志与女性残障者在日常生活中遭遇到的那些广泛存在的污名与歧视，保持一种不评判、不防御且全然接纳的态度来回应她们。另外，研究者也建议，如果来访者愿意，可以将她们想要带来一起咨询的伴侣或家庭成员一同纳入治疗工作之中（Hunt et al., 2006）。

残障男同志

我们可能会好奇，为什么那么缺乏关于残障男同志的文献。上文中我们已经提到，由于女权主义运动和残障运动有很多重叠之处，所以关于残障女同志的文献就相对多一些。而对于残障男同志而言，他们所处的男同志文化与残障文化之间，是有很多冲突的。大量的研究指出，男同志比其他男性具有更高的身体意识，因此他们对身体的吸引力的态度非常受限（Nerini, Matera, Baroni, & Stefanile, 2015；Robbins, Wester, & McKean, 2016；Slevin & Linneman, 2010；Swami & Tovée, 2008）。这就对残障男同志产生了负面的影响。

早期有一篇关于残障男同志的文献（Atkins & Marston, 1999）讨论过女权主义、残障激进主义和酷儿社群的理论问题。其中一个关键的观点是，社会上存在一个对于身体的标准，将酷儿和残障者定义为"他者"。而残障同志可以对此予以回应的一种方式是进行自传式的剧场表演（Sandahl, 2003）。也有一篇研究文献讨论了性和残障研究的非规范结构（Tremain, 2000）。还有一本关于残障男同志的书，里面有非常生动的案例故事（Guter & Killacky, 2004）。虽然这些都不是实证研究，但也给这一领域提供了理论背景和参考案例。

还有一篇较新的文献以社会建构主义的视角探讨了残障男同志的双重少数身份（Hanjorgiris 等，2004）。它和另一篇相似的文献（Harley, Hall, & Savage, 2002）一样，虽然都不是实证研究，但都是难得的可以给治疗师参考的资料。有兴趣的读者可以进一步搜索。

我也和其他同事一起，做了一项相关的小型质化研究。我们访问了 8 名男同志，探讨了他们的生活经验（Olkin, Loewy, Safron, Hall, & Crocket, 2016）。访谈参与者都有肉眼可见的残障状态，且伤残都发生在 12 岁之前。他们居住在加利福尼亚州或纽约州。这个研究归纳的几个主题很值得注意。第一个主题涉及家长对残障的反应。和其他所有残障儿童一样，残障男同志对于自己残障身份的理解、管理和内化受到了小时候他们的家长对残障的态度的影响。不过残障男同志还要面临另一层压力。当他们向父母坦白自己是男同志时，他们总是收到类似于"你在开玩笑吧，怎么又来一个特殊身份"或是"我们已经为你做了这么多，你怎么还要这样"的反应。这些反应都传达了对残障和性少数身份的否定。家长似乎也认为他们的孩子做了不好的事情。

另一个主题是男同志之间的互动。他们主要用身体和动作来传达自己的性取向，或者表达自己是否想要被人搭讪，以及是否对他人有兴趣。这些身体和动作所包含的信息都要通过视觉来传达。然而，残障有可能让这些信息的传达遇到阻碍，或者会在视觉上使人不那么具有性魅力（Asch, 1988）。

此外，访谈参与者的残障身份相对而言比较公开，因此对于他们的社交来说，最关键的是找到同志社群。值得一提的是，作为本研究的研究人员，我们在北加州地区招募残障男同志参与研究的时候，发现那些同志社群聚集的地点都有无障碍问题，无法让轮椅进入。另外，在去访谈地点的过程中，我们也遇到了交通问题，例如升降梯坏掉了，那些无障碍出租车经常无法使用。在加州和纽约州这样具有丰富的多样性文化的地区，还会出现这些问题，真是让人沮丧！后续也有学者进一步探讨了这个方向的问题（Witter, 2016），有兴趣的读者可以搜索相关资料。

结论

我们对残障女同志研究得不多，对残障男同志更是如此。但从上文有限的资料中我们或许还是可以得到一些心理治疗方面的启发。首先，在评估来访者的个人发展史的时候，要关注来访者关于残障身份和同志身份的觉醒历程，以及在此过程中其家人的反应。其次，要留意异性恋霸权与健全主义给他们带来的抑郁、焦虑与低自尊风险。我们了解到，在同志社群谈论残障和在残障社群谈论同志，都不是件容易的事情，所以对他们来说融入这两个社群都有一些困难。由于污名的影响，残障者或同志这两个少数身份都会让他们遇到歧视或微歧视，这常常让人感到无力。因此在社会互动中，他们是如何协商自己的少数身份，又是如何被他人所理解的，这些都非常值得治疗师关注。最后，不管怎样，治疗师要以一种肯定的态度来对待来访者的同志与残障身份。

种族

种族与残障的交叉，有很多种相互作用的可能性，但我们要注意，不要把种族因素和经济地位混在一起讨论。不幸的是，在美国文化中，这两者往往相关。研究显示，在不同种族之间，存在显著的就业与财富差异（Belgrave & Walker, 1991；James, DeVivo, & Richards, 1993；Oliver & Shapiro, 2006；Pager & Shepherd, 2008；Western & Pettit, 2005）。在很多方面，黑人残障者比白人残障者的状况都更差一些，比如日常需求的满足（Kennedy, 2001）、死亡率（Kenneson, Vatave, & Finkel, 2010）、肥胖率（Nosek et al., 2008；Rimmer & Wang, 2005）和早产风险（Demissie et al., 2001）等方面。另外，对黑人儿童的残障评估，存在一些过度诊断的现象（Sleeter, 2010）。学者也指出，不同的变量对于不同种族的残障者来说，影响也是有差异的（Thorpe, Szanton, Bell, & Whitfield, 2016）。我们同时还需要考虑到社会经济地位的交叉。例如，黑人或亚裔残障儿童，与白人残障儿童的生命体验就大不相同（Ali, Fazil, Bywaters, Wallace, & Singh, 2001）。那些没有工作的残障者，对政府表现出强烈的失望（Schur, Shields, & Schriner, 2003）。拥有一份工作，对于边缘群体来说是具有十分重要的意义的（Schur, 2002）。然后，在健康卫生方面，残障者的健康状况通常一般或较差，吸烟、不运动、超重等问题更严重。而他们去体检的概率也更低，触及健康服务的机会也较少（Iezzoni, 2011）。而且，种族因素加剧了吸烟方面的有害影响（Haiman et al., 2006）。

宗教是另一个需要考虑的复杂因素。信奉宗教可能会给适应残障带来一些好处（Idler & Kasl, 1992, 1997；Johnstone, Glass, & Oliver, 2007；Kaye & Raghavan, 2002）。不同的宗教对残障的诠释也有所不同（Schumm & Stoltzfus, 2011）。另外，宗教因素常常和种族因素绑定在一起，所以也容易混淆。因此，治疗师要能同时考虑到社会经济地位、宗教和种族三者的交叉（Miltiades & Pruchno, 2002；Rogers-Dulan & Blacher, 1995），这样才能更好地理解种族与残障之间的交互作用。

任何一个来访者，对残障的理解都会受到其家庭的影响。而这个"家庭"，在欧美文化中可能只是一个小单元，但在其他文化中却可能是一个纳入了更多亲戚的庞大家族（McGoldrick, Giordano, & Garcia-Preto, 2005；Zinn, 1994）。家庭的人口基数越大，就越有可能包含更多的残障成员。

不同文化之间存在对残障的诠释性差异。在一些文化中，残障被视为另一种生命状态，而不是不正常或变态的。而在另一些文化中，人们把残障视为有错或有罪的表现，这是一种道德模式，也是一种残障污名。人们对残障的理解不仅与文化中的道德模式紧密相关，而且也受到不同文化内涵的影响。例如，同样是持有道德模式的家庭，亚裔印度人会希望残障者出去"结婚生子"，而墨西哥裔美国人则会期待残障者不要出去，也不用工作，待在家里就行。两种情况可能都存在一些对寻求家庭以外的支持的羞耻感，但其背后的文化缘由是不同的。

在有些文化中，寻求家庭以外的支持是很正常的，而在另一些文化中则是不齿的。所以治疗师需要询问残障家庭对于寻求外界支持的看法。一项对老年照护者的研究比较了雇佣照护者和由家人担任照护者的非裔美国人家庭之间的差异。结果发现，这两组家庭在完成照护任务和寻求外在资源方面没有明显的不同之处（Bullock, Crawford, & Tennstedt, 2003）。这也就是说，那些担任照护者的家庭成员，要和专业人员做一样的工作，这必将给他们带来很大的压力。另外，对资源的偏好也存在文化差异。例如，有物质使用障碍的白人或拉美裔更倾向于寻求专业人员的帮助，而黑人会更倾向于选择"十二步戒瘾"项目或寻求神职人员的支持（Perron et al., 2009）。

还有一个文化因素值得注意，那就是该文化群体与当地医疗和心理健康服务之间的关系。在有些文化中，人们对于为残障者及其家庭提供服务的机构不太信任，比如当地的社会保障部门或某残障类别的专科诊所。而另一些文化则倾向于使用这些资源，而且会联系全国性的组织机构，例如美国多发性硬化症学会、脊髓灰质炎健康国际、美国关节炎协会等等。这些机构提供的团体支持等服务，大多是白人在使用。而其他族裔的群体更倾向于通过社群内的机构或宗教组织建立支持团体。临床工作中，要注意根据这些差异进行提问或转介。

临床工作中，评估某个信念或行为在多大程度上与来访者的残障相关，或多大程度上与残障者的家庭相关，以及多大程度上与他们的文化和社群相关，是必要但却有一定难度的。虽然来访者的问题可能只和其中一个方面有较强的联系，但治疗师应该全面地评估这三个方面。治疗师厘清这些复杂因素的确很不容易，但残障来访者在充满矛盾信息和压力的社会生活中不停地明确自己的身份，是一件更加困难和复杂的事情。我们可以看看下面这个案例。

> 乔林是一名非裔美国女同志，和一个拉美裔伴侣在一起两年了。她有红斑狼疮，这会让她时不时地感到疲劳。有时候她会用类固醇药物，但这又会导致她失眠或烦躁。她向治疗师抱怨，自己"在哪里都没有家的感觉"，并感到自己"是透明的"。她感觉自己因为性取向而被教会拒绝，也因为她拥有一段同性恋关系，且伴侣是拉美裔而被非裔美国人社群拒绝。另外，她被成员主要是白人的残障社群拒绝，也因为不理解她的残障而被女同志社群拒绝。

她说："什么才是正常的？谁能告诉我应该怎么做？没有人听到我的声音，也没有人看到我的需求。"

特定族裔群体

从上文可以看出，即使在主流的族裔之中，对残障的观念也有所不同，就更别说其他少数特定族裔之间的差异了。下文我将梳理一些有关具体族裔的相关研究文献，还有关于"残障与文化"的三本经典著作（Bryan, 2007；Instad & Whyte, 1995；Riddell & Watson, 2014）。

在不考虑其他因素的情况下，残障发生率会因族裔不同而有所不同（Steinmetz, 2006）。黑人的残障率约为 10%，白人约为 19%，亚裔和太平洋岛裔约为 11.5%，西班牙裔约为 3%~9%（Steinmetz, 2006）。此外，他们生活在集体环境中的比例也因族裔不同而有所不同。例如黑人、美国印第安人、未结过婚的人或教育程度在高中以下的人相对来说更多地过着集体生活（Stapleton, 2012）。

我很推荐贝尔格雷夫等人早期关于非裔美国残障者的一系列研究（Belgrave, 1998）以及发表的相关重要著作（Zea, Belgrave, García, & Quezada, 1997；Garcia & Zea, 1997）。还有很多有关拉美裔残障者的研究文献，同样值得大家进一步参考（Balcazar, Keys, Kaplan, & Suarez-Balcazar, 1998；Balcazar, Keys, & Suarez-Balcazar, 2001；Fawcett et al., 1994；Hernandez, Keys, & Balcazar, 2000；McDonald, Keys, & Balcazar, 2007）。对于拉美裔的人来说，关于移民身份的问题尤其突出。另外，他们很少拥有医疗保险，这会阻碍他们获得专业的心理健康与康复服务（Alegria et al., 2006）。

根据美国疾病与预防控制中心的数据（Centers for Disease Control and Prevention, 2008），亚裔美国人在多数残障类型中的比例都是最低的，但残障依然增加了他们作为少数族裔而受歧视的经历（Mereish, 2012）。在大多数亚裔文化内部，残障也是被极度污名化的（Saetermoe, Scattone, & Kin, 2001）。有数据显示，亚裔美国人的残障数量和他们获得的服务数量之间存在很大的差距（Smith & Hancock, 2012）。这可能是因为有残障的亚裔美国人家庭在获得资源上会遇到一些困难，包括语言障碍（Smith & Ryan, 1987）、经济压力、交通困难、权力关系困境（Zhan, 1999）、与心理健康有关的污名（Zhang, Snowden, & Sue, 1998）以及宗教信仰的差异（Chen, Jo, & Donnell, 2004）。另外，美国的临床工作者对于多种亚洲文化之间的差异也不太了解（Chan, Lam, Wong, Leung, & Fang, 1988; Chen, Brodwin, Cardoso, & Chan, 2002）。

在康复治疗领域，学者们认为，为了取得更好的治疗效果，也为了更好地适应不同的文化需求，我们对于不同的族裔应该使用不同的干预方法（Alston, Bell, & Feist-Price, 1996; Atkins, 1988; Choi & Wynne, 2000; Hampton, 2000; Hasnain & Balcazar, 2009; Hwang, 2006; Moore, 2002; Walker, 1995; Wong-Hernandcz & Wong, 2002）。有些学者明确提出，仅仅拥有文化敏感性是不够的，最重要的是需要具备接待具体族裔的能力。对医疗保健人员来说，那是一种能够以尊重的态度与某具体族裔互动，且有利于达成双方共同目标的胜任力表现（McCubbin, Thompson, Thompson, McCubbin, & Kaston, 1993）。而其他一些学者却强调文化敏感性才是重点，因为专业人员很难具备与有着各种特定文化的人工作的能力（Resnicow, Baranowski,

Ahluwalia, & Braithwaite, 1998）。另外，如何对干预方法进行文化调整尚不明确。例如，有一项研究发现，针对多种族裔进行了文化调整后的家庭干预方法，虽然应用起来提升了 40% 的回访率，但却削弱了干预效果（Kumpfer, Alvarado, Smith, & Bellamy, 2002）。

安东尼奥是一名墨西哥裔美国人。他有一种免疫系统障碍，让他经常感到胃痛和胃痉挛，并且每天会频繁排便。他在一个约 100 人的大家族中，大部分周末他们都会聚在一起。但他遇到了社交恐惧的问题，表现为渐渐不能在其他人面前吃饭。他的工作压力也加重了他的肠胃问题，进而加剧了他只想私下单独吃饭的心理。这些疼痛和恐惧，让他的工作也进行得越来越困难。公司里的心理援助人员建议他请假去接受治疗。但是在家里，没有人知道他的这些情况。他和家人吃饭的时候都会假装在吃。而且，他也没有告诉家人他正在休病假以及正在接受心理治疗的事情。治疗师和安东尼奥仔细讨论了他可以和谁先来说明自己的情况。他们讨论了家中谁是最具有同理心且他最愿意对其敞开心扉的。最终，安东尼奥选择了告诉他四个兄弟中的某一个。后来，那位兄弟建议他跟他嫂子谈一谈，因为他嫂子也有类似的肠胃问题和惊恐发作的状况。这一次突破，让他开始越来越能够谈论那些曾因羞耻和尴尬而被隐藏的问题。尽管治疗中还有很多要处理的部分，但到了这个阶段，治疗师为来访者找到了支持系统，这会增加他对治疗的信心。

心理疾病与精神障碍

残障来访者和所有其他类型的来访者一样，都是带着某一个主诉问题进入治疗之中。这个问题可能是与残障直接相关的议题，例如疼痛管理。但是，他们的大多数情况也和其他来访者没什么两样，无外乎有关情绪困扰、子女教养、物质滥用、亲密关系等常见的心理治疗主诉类型。然而，当残障者同时具有心理疾病和生理残障时，他的生理残障会使其心理疾病变得更严重与复杂，反之亦然。在一项有 15 个国家的研究者参与的研究中，研究者发现，不管在哪里，心理疾病都很容易致残（Ormel et al., 2008）。该研究最后得出的结论是，关于心理疾病的治疗还处在发展阶段。另外，在治疗中，心理疾病与残障本身就是常常交织在一起的，治疗师很难将它们分清楚。一方面，较好地评估与制定治疗方案需要将它们分开考虑。但另一方面，分开来看待也不一定好，因为那无助于整体性地理解残障来访者。

阿曼达是一名 26 岁的已婚白人女性。她患有克罗恩病[1]，也有社交焦虑和强迫症。她的初级保健医师建议她接受心理治疗，以处理她的压力问题。阿曼达也是一名排球运动员，但有时候克罗恩病使她训练迟到或者不得不错过比赛。她的社交焦虑表现为她常说"我不会闲聊""我很

---

[1]　克罗恩病是一种尚无法完全治愈的炎症性肠道疾病，会导致消化道组织肿胀（发炎），从而可能引起腹痛、严重腹泻、疲劳、体重减轻和营养不良。——译者注

无趣""我不知道为什么别人会喜欢我"。而她的强迫症表现为常常待在洗手间很长时间。焦虑和强迫症让她很难向他人诉说她的克罗恩病及其导致的困难。因为她担心别人会认为她想要被特殊对待，或认为她很脆弱，甚至她也担心会因此被赶出球队。有一次，她需要写一封邮件来说明自己不能在没有洗手间的场地参加训练。但是她花了整整一天来写这封邮件，而且要她的丈夫帮她审阅一遍。她的焦虑症状让她的克罗恩病更难治疗，甚至会使炎症加重。反过来，她的克罗恩病也让她的焦虑症治疗变得复杂，因为要分辨哪些焦虑是克罗恩病导致的现实性焦虑，而哪些是不合理的焦虑。

残障与抑郁症之间，有时候会产生很强烈的交互作用，我们可以用多发性硬化症患者的例子来说明。通常我们都知道，个人或家庭的抑郁史是评估抑郁症的有效指标（Olkin, 2004）。而学者也指出，多发性硬化症也可能导致残障者的抑郁发生率更高，因为这种疾病在生物化学层面与抑郁症的生理基础有关（McGuigan & Hutchinson, 2006）。另外，使用药物治疗抑郁症后，抑郁症患者会对有效的药物产生一定的依赖性（Mohr et al., 2000），而这些药物对多发性硬化症的相关生理基础会产生不利影响（Mohr, Goodkin, Islar, Hauser, & Genain, 2001）。如果残障者没有抑郁史，且抑郁症状是在患上多发性硬化症之后出现的，那么这很可能与多发性硬化症相关的生物化学因素有关。有研究显示，与多发性硬化症并存的抑郁症状，在接受诸如认知行为治疗这种循证疗法时，较难见效（Mohr, Boudewyn, Goodkin, Bostrom, & Epstein, 2001；Mohr & Cox, 2001），但这不代表我们应该受此限制而不做努力（Mohr & Goodkin, 1999）。即使多发性硬化症和抑郁症之间的确存在神经生物性的关联，治疗师也应该像对待任何一个来访者一样去尽力帮助多发性硬化症患者。了解了上述的关联性，也可以帮助治疗师对治疗多发性硬化症患者的抑郁症状更有耐心，也可以制订更符合现实情况的计划。

有时候残障和抑郁在发生时间上没有先后之分，特别是当它们都属于早发性疾病的时候。当我们搜集与残障者的个人发展史相关的信息时，这两方面的资料都会涉及。不过我们不需要将它们拆分开来看待，那对于治疗并无帮助。例如在山姆的案例中（见第三章），他在 2 岁左右得了脊髓灰质炎，而他的抑郁症状也差不多从那个时候开始出现。它们相互交织，似乎区分谁先谁后根本没有意义。但通常我们会认为，抑郁症与早发性的残障是极具关联性的。例如，山姆从小被灌输"即使有残障，也要像其他人一样"的信念。他被家长要求做和其他小孩相同的事，即使跌倒了，即使很疲倦，即使感到身体疼痛，也不能抱怨、不能哭。这让他的心里形成了某种心理结构，进而构成了抑郁症的基础。反过来，抑郁的形成又会让山姆觉得都是自己的"残障"惹的祸，他会认为抑郁和残障一样，都是无法改变的。而事实是，虽然残障无法改变，但是抑郁症是可以被治疗的。

来访者同时具有残障和心理疾病的情况，会使治疗师对来访者的诊断和治疗变得复杂。例如本书已经提到过，它们可能会互相遮掩。首先，残障可能会干扰心理问题的诊断（Reiss, Levitan, & Szyszko, 1981）。例如治疗师可能会将来访者的物质滥用或成瘾问题合理化，把它当作他们应对残障的一种方式。还有人甚至可能因为同情来访者的困境而忽略其使用酒精等成瘾物质的习惯。事实上，当物质使用与残障者的疼痛管理相关的时候，在临床上的确很难辨别。

在评估与心理疾病相关的症状时，如果这些症状也可能是由于残障本身导致的，那么这样的重叠必将影响治疗师对心理疾病的诊断。例如，疲劳和专注力低这两个症状对某些残障状态和抑郁症而言都是评估指标之一。那么，是否要针对抑郁症的评估项目做一些调整呢？目前尚不明确。举例来说，一开始有研究发现，在评估多发性硬化症患者的抑郁状态时，需要将贝克抑郁量表的某些条目删除（Mohr et al., 1997）。但后来的研究又指出并没有这个必要（Aikens et al., 1999; Benedict, Fishman, McClellan, Bakshi, & Weinstock-Guttman, 2003; Moran & Mohr, 2005）。多发性硬化症患者在填写贝克抑郁量表的时候，似乎会自己进行区分，比如将自己平时因多发性硬化症感到的疲劳，与抑郁症状的疲劳进行比较，然后再根据当下的情况填写评估量表。而关于在临床上常用的汉密尔顿抑郁量表，相关讨论尚不清晰（Moran & Mohr, 2005）。

一般的心理疾病治疗方式也会因为残障而有所改变。例如，任何会在治疗室外布置家庭作业的疗法，都应该考虑到来访者的残障状况。因为来访者要去完成作业之前的行为激活，可能会受到身体上或认知上的残障状态的限制。对残障者来说，改变认知可能需要更慢的步调、更多的重复以及更多的提醒。当残障与妄想或偏执同时存在时，情况可能会更棘手。因为可见的残障的确会在社会上引来一些不友善的眼光或闲言碎语，这会加重残障者妄想与偏执的症状。总而言之，任何心理疾病都可能与残障同时存在，而对这些心理疾病进行评估与治疗的时候，要仔细考虑两者的相互作用。

　　44 岁的非裔美国男性弗蒙患有糖尿病，需要依赖胰岛素生活。他也因战争而患有创伤性脑损伤。创伤性脑损伤让他的记忆力下降，他的行动力也受到了影响。另外，他还有每天饮酒的习惯，这也让他的糖尿病和创伤性脑损伤的情况更加复杂。弗蒙来到退伍军人的服务中心接受心理治疗，主要目标是希望自己能够找到一份工作。一开始，他在治疗中表现得非常开朗和乐观，这可能是他的一种人格面具。并且他最初表现得并不信任他的白人治疗师。他不承认自己有心理疾病或抑郁症状，也不愿讨论他的酗酒问题和其他药物的使用问题，还隐瞒了自己偶尔会无家可归的情况。后来，治疗师使用了自我表露，试图用自己的退伍经历来和弗蒙产生一些联结感。接着治疗师和弗蒙聚焦在他想要找到工作的目标上，协助他弄清楚自己的技能，并和他一起准备简历。虽然治疗师心中也知道弗蒙的酗酒、无家可归以及脑损伤的问题可能让他无法找到工作，但是治疗师还是很重视他的主诉，并在治疗过程中帮助他完成了一些工作的申请。这让弗蒙感到自己被尊重且有价值感。后来有一次，弗蒙因为酗酒而搞砸了一次面试，他在事发几周后将这件事情告诉了治疗师。从此以后，弗蒙就可以开始讨论他的酗酒问题及其对糖尿病与创伤性脑损伤的影响了。这是因为，这样的讨论是在来访者关于就业的主诉的框架内展开的，而非出于治疗师的主观评断。

本章讨论问题

1. 你如何看待多重身份之间的联系及其给残障者带来的影响？

2. 为什么关于残障女同志的文献比关于残障男同志的多？

3. 请举一个多重身份相互掩盖彼此特征或症状的例子。

4. 为什么残障家庭的收入会低于其他家庭呢？

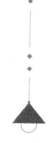

第八章
D-AT 模块五：残障文化与社群

　　每一个残障者之间的差异都非常大，因此，如果从表面上看，似乎不太可能找到群体之间的共同点。首先是因为残障本身有很多的类别，包括躯体性的（如脊髓灰质炎）、生理系统性的（如多发性硬化症）、学习方面的、智力方面的、视觉方面的和听觉方面的等等。然后，不仅仅在不同的类别之间，甚至在同一个残障类别之内，残障者也会因为不同的心理社会因素而表现出不同的样貌。此外，正如上一章所述，我们还需要在不同的性别、年龄、族裔和性取向的背景下去看待与对待每一个残障者。

　　但尽管如此，残障群体在社会、政治与经济等方面还是有着一些重叠的个人发展史的，并且他们有着共通的遭遇偏见、歧视、污名或微歧视的经验（Hahn, 1993, 1996；Longmore, 1995）。这些共通的经验也构成了残障文化——一个相对较新的概念（Brown, 2002）。虽然有人反对这个概念的提出，但是已经有不少研究文献开始展开对这个概念的探讨了（Gill, 1997；Gilson, Tusler, & Gill, 1997）。学者们也已经证实，归属于某个群体从而与某些人保持一致，对于残障者很重要，因为这是一种受污名影响的群体用来应对歧视的好方法（Jetten, Branscombe, & Spears, 2006；Schmitt & Branscombe, 2002；Schmitt, Branscombe, Postmes, & Garcia, 2014）。群体认同也被证实与心理健康有关（Cronin, Levin, Branscome, van Laar, & Tropp, 2012）。某种程度上说，残障文化可以促进身份认同、自我决定以及社群的发展（Gilson et al., 1997），并且推动社会的融合（Gill, 1997）。因为残障群体被分裂、被隔离以及与此有关的反抗经验，是构成残障文化的重要元素（Barnes & Mercer, 2001；Gill, 1997），所以有一部分残障文化与社会、政治、经济、法律和教育等方面密切相关（Peters, 2000），同时也和音乐、美术、历史、幽默、媒体形象、饮食、人际交往等方面密不可分。有学者曾将残障认同水平分为四种状态，并用它们清晰地描述了残障者与残障文化、残障社群和主流社会的不同内在关系，以及残障者内心的自我认同水平（Gill, 1997）。她认为，不同状态之间的核心差异是，残障者希望在多大程度上融入与认同当下的主流社会文化——一种将残障视为缺陷，并以家长式的态度对待残障者的文化。她也指出，我们需要思考如何在保有残障者的少数群体文化的同时，还能够争取到主流社会的资源和公民的权利。

很多学者都在探讨如何来定义残障文化（Barnartt, 1996；Brown, 2002；Dupré, 2012；Finkelstein, 1987；Galvin, 2003；Gill, 1995；Longmore, 1995；Scheer, 1994；Swain & French, 2000），而且这样的探讨也扩展到了美国的非白人文化以及世界其他地区的文化中（Devlieger, Albrecht, & Hertz, 2007；Eddey & Robey, 2005；Ingstad &

Whyte, 1995；Reynolds, 2010）。而我也有自己的想法，我认为，残障文化至少涉及了 12 个元素（其中有 2 个是外在施加的），这些元素将残障者凝聚在一起（Olkin, 2005）。接下来我就会描述这些元素，并且会提供一些问题供心理治疗师使用，以便他们评估来访者对于残障文化与社群的了解与联系。

社群认同

对于残障者来说，是否认为自己属于残障文化中的一员，是一个关于身份认同的问题。一个过度饮酒的人，会极力避免自己被贴上"酒鬼"的标签，这是因为这个标签背后隐含了"自控力低下"的价值判断。残障者也同样会面临相似的问题。"残障"的标签超出了对残障者身心状态的客观描述。很多人会承认自己患有胰岛素依赖性糖尿病，或肌纤维疼痛综合征，或受了任何一种伤，但不会认同自己是残障者。美国的全民健康调查数据给出了一个实例，那就是在 1998—2000 年，部分西班牙裔美国人倾向于拒绝自己的残障身份，即使他们的身心是有损伤的，甚至在过去一年中曾经因此而住院（Olkin, Abrams, Preston, & Kirshbaum, 2006）。

如何判断某个人是否属于某一种群体，对于任何文化来说都是很重要的（Barnes & Mercer, 2001；Zola, 1993）。残障文化区分了群体内成员和群体外成员。群体内成员一般包括了残障者本身，还有他们的家人以及与他们关系密切的人，而剩下的人都属于群体外成员。群体内成员有共同的身份认同，也就是认同自己是残障者或残障者的家人或朋友，并且认同自己与残障社群的关系。一个人要归属于残障文化与社群，并不一定要拥有残障的状态，但要具备相关的残障知识以及与残障者有密切的关系才行。因此，残障文化可以包含更广泛的群体。特别是有数据已经表明，残障至少影响了50%的美国家庭。此外，仅仅因为残障的状态，就认定某个人或某个人的家人属于残障文化的一部分，其实也不准确。因为一个人是否是残障文化的一部分，最关键的是该个体是否认同自己属于更大范围的、具有某些共通经历的残障社群。

骄傲感和价值感

偏见、歧视、污名和微歧视是残障者作为少数群体成员的特定日常经历，而转化这些经历的感受就是残障文化的重要目标与意义之一。它可以把与拒绝、排斥和孤立相关的感受转化为一种积极的骄傲感和群体归属感（Hahn, 1988）。这种骄傲感可能来自残障本身，也可能来自残障所带来的人生智慧，还可能来自残障者参与社会互动时所展现出的心理能力。另外，残障骄傲也同样来自文化和社群。因为在残障社群中，会让彼此有一种共同为了生存而努力的自豪感。

对于残障社群的局外人来说，"残障骄傲"是一个奇怪的词汇。就像是一个俄罗斯人或者哥伦比亚人在美国生活，却为他们的原籍而感到自豪与骄傲。这似乎不太符合逻辑，然而正是因为这样，残障骄傲才有它的意义。因为作为被贬低者的残障者，需要一些认知或情绪技巧来应对社会上的压迫，而在残障文化中找到骄傲感和意义就是一个很好的方法。早期进行残障骄傲运动，并且主张残障者来做领袖的社群主要是听障者社群。而后期，这样的运动已经扩展到了各个残障社群中。尽管如此，"残障骄傲"的概念仍然没有进入主流视角。来访者可能会对任何关于"残障骄傲"的话题感到困惑。他们可能会想："我为什么要为我的残障感到骄傲？"对于这一点，治疗师必须完全保持中立。很重要的是，不要预设来访者"应该怎么做"，也不要传达任何关于残障是好还是坏以及暗示他们应该为此感到骄傲的信息。

残障社群的成员共享着一些重要的价值观念或行动目标，例如对残障感到自在和接纳，以及社会包容性的提升。高包容性可以保障不同的受污名压迫的群体在进行社会参与活动时得到合理的调整，而这样的包容性是需要社群的成员共同去倡导的。我们需要这样的倡导能力，无论是在个人层面（例如满足自己的需求），还是在社群层面（例如倡导会议场所的无障碍），抑或是在社会层面（例如促进某些政策和法律的施行）。骄傲感是激发这些倡导行动的重要来源之一。

> 珍妮是一名 15 岁的孤独症女孩，美籍华裔。她的智商很高，在数学和语言方面有特长，但她在社交方面，特别是解读社交信息以及行动路线上有很大困难。有一次，她在网上找到一个讨论孤独症的网站，这个网站中提到了"孤独症骄傲"的概念。这个概念告诉她"有孤独症的人是特殊的但绝不是有缺陷的"。在治疗过程中，她一遍又一遍地质疑这个概念。这个使她在生活中几乎所有方面都被区别对待的东西，为什么要为它感到骄傲？她真的很难

理解，直到治疗师建议她阅读一些关于孤独症的自我叙说文本，例如格兰丁（Temple Grandin, 2009）的《在图片中思考》(*Thinking in Pictures*) 一书。她照做后，她的想法才有所改变。但是最后她也没有想和其他残障社群建立联系。治疗师也并没有想进一步改变这一点。

共通的残障理念

对于道德模式、医疗模式和社会模式这三个残障模式，残障社群通常持有的是社会模式。在这个模式下，残障被视为一种社会建构，所以与残障相关的问题被看作主要来自社会、经济、政治和人际关系的隔阂。因此，社会倡导和推动改变是有意义的。而在社群中，有一些残障领袖会提出一些先进的理念和想法去改变传统的概念。最近他们认为，如果只是使用社会模式是不足以描述整个社群的经验的。这部分的讨论可以参见第六章。

有一个常见的现象，那就是残障者更善于为了社群的集体利益而发声，但不会维护自己的权利。这有可能意味着残障者内化的道德模式和医疗模式仍然遗留了一些负面的影响。因为一个人如果在成长过程中不断地被污名为残缺和异常的，那么长大后要抵御这些内化了的信息就很难，尤其是这些信息还被媒体进一步强化（见第六章有关电影的案例讨论）。另外，当一个人开始认同残障者身份并且了解了社会模式之后，如果他发现为群体利益发声比为自己发声更容易，那还有一个可能的原因，就是这与人类的利他主义有关。

共通的社会与个人发展史

残障文化中，熟悉法律法规是一个很重要的社群纽带。在美国，不管是联邦法还是州立法，都会保障残障群体的利益（Miller, 2008）。《残障教育法》《康复法》和《美国残障法》都是美国联邦法，而在州立法中也都会对其给出具体的解释。美国州立政府在解释和施行残障者保障法律法规中起到了关键作用。例如，在《美国残障法》中规定了洗手间要做到无障碍，但是确定具体的转角半径是多少、坡道角度又是多少的通常是州建筑委员会。

就像非裔美国人或东欧犹太人族群一样，残障者之间也有着重要的共通历史，这段历史也促进了某种世界观的形成。有关残障的民权运动于 20 世纪 70 年代兴起，影响了残障社群的集体意识，就像石墙事件影响了同志社区一样。不过，残障群体的自立生活运动相对于美国的其他民权运动来说，是较晚发展且仍然处于初期阶段的。这也体现在目前的权利倡导都要以一些特别的行为吸引公众和政府的注意才能见效上（例如攀爬国会台阶的那次事件[1]）。自立生活运动的发展仍然处在初级阶段，这也意味着残障者的权利保障并没有得到普遍的落实，因此，残障群体仍然在努力争取社会融合的基本权利。举一个例子，在每年的美国心理学会的年会中，使用轮椅的参会者不得不在不同的场馆之间切换不同的入场方式。这居然被视为是合理的。但对于其他任何少数群体来说，如果他们也被这

---

[1] 1990 年 3 月 13 日，在美国，有超过 1000 名残障者去白宫要求国会通过《美国残障法》。当他们到达那里后，其中大约 60 人扔掉了轮椅和其他助行器，爬上了国会大厦的台阶表示抗议。——译者注

样区别对待，他们一定不会接受。虽然主办方的做法符合法律规定的"给残障者提供合理调整"，但是这种调整并不是残障者想要的。我认为这样的事情是给主办方丢了脸的。

法律规定的制定与具体的施行之间，是有一定差距的。例如，美国联邦政府要求每一个加油站至少要有一名员工专门为残障者提供平价的服务。但是，基本上每一个加油站都只有一名员工，这样的话，法律就根本没有用。不过，有一次我和另一个残障者在自助加油时，聊起了无障碍设施、残障法律、整个区的加油站问题等等。仅仅 15 分钟我们便有了共通的纽带，这可能是因为我们都有身体上的不便，而且讨论权利、法律和无障碍设施是残障者与他人建立联系的常见方式。这种讨论并不取决于谈话者是否认同自己是社群的一分子。另外，几乎每一个残障者都会体验到法律规定的制定与具体施行之间的差距。

除了共通的社会政治历史之外，残障者的个人发展史中也存在着相似之处。例如，残障者可能都经历过住院、手术、医疗创伤、与父母分离、被排斥、被最后一个选中、被作为特例或被作为不合适的人对待等。这些经历说起来通常是令人感到害怕或痛苦的，但是彼此分享经历是残障者相互了解和建立亲密关系的方式之一。

艺术

文化还包括了美术、音乐、文学和幽默等艺术方面。这些是残障社群新兴的领域，相关的艺术家在社群外也鲜为人知，例如摄影师佩德罗·伊达尔戈、演员大卫·罗奇、诗人谢丽尔·韦德以及作家安妮·芬格和肯尼·弗里斯。不过有一些残障艺术家也很出名，例如作家韦德·梅塔和小提琴家伊扎克·帕尔曼。我将这些艺术家纳入残障社群，不仅仅是因为他们有残障，更是因为他们拥抱了残障。例如，帕尔曼的倡导计音乐厅变得无障碍，谢丽尔·韦德的诗赞颂了残障的身体。同样，还有一些艺术家也有残障，但残障没有成为他们职业生涯中的重要组成部分，他们也没有因此推进政治与社会的倡导，例如何塞·费利西亚诺、雷·查尔斯、安德烈·波切利。

饮食

饮食也是残障文化的一部分。在餐厅里，有的残障顾客会要求厨房在上菜前先把肉切碎，有的在喝酒时使用吸管而不拿起杯子，有的用手指去感受盘子上的食物，有的直接使用特制的餐具，还有的需要有人帮忙读菜单。与一群残障者外出用餐可能是一件声势浩大的事情。餐桌下可能有一条服务犬，餐桌上可能有一名专门给残障者喂食物的个人助理。餐厅的服务人员可能也会不断地被要求提供一些特殊的服务，例如将原本的椅子移开以便于轮椅使用者就位，或者将残障者从轮椅上移动到餐桌旁的椅子上。所有这一切在残障群体中似乎都习以为常，但对其他人来说却非常特别。对许多人来说，可能与残障者一起在公开场合露个面，就已经是一种全新的体验了。

对于行动不便的人来说，免下车的窗口服务是个福音，因此，快餐店可能对他们很重要。你是否曾经想过，麦当劳也会成为你文

化中的一部分呢？有学者明确指出，快餐店的确是残障文化的象征
之一（Brown, 2002）。特别是快餐店路边服务窗口的增加，给残障者
开辟了更多选择食物的空间。另外，免下车取药窗口、自动取款机
通道、网上购物、网上银行和快递服务等，也都方便了行动不便的
残障者。而一些具有无障碍通道的新增场所，例如游乐场和可供散
步与观光的公园，也都彰显了残障文化中的社交特征。这些相关信
息可能对社群外部人士来说很陌生，但是残障社群内会常常聊到。

语言

任何一个群体，在其内部都会发展出一套自己的语言或代
称。这也是一种识别内部人员的方式。在残障社群中，有一些代
称是以首字母组成的。例如"pwd"代表残障者（people/person with
disability），而与之对应的"TAB"则代表其他被认为暂时身体健全
的非残障者（Temporarily Able-Bodied），"HI"代表听障者（hearing
impairment），"ID"代表智力障碍（intellectual disability），"LD"代
表学习障碍（learning disabilities），"ADHD"代表注意缺陷多动
障碍，"CP"代表脑瘫（cerebral palsy），"MS"代表多发性硬化
症（multiple sclerosis），"SCI"代表脊髓损伤（spinal cord injury），
"TBI"代表创伤性脑损伤（traumatic brain injury），"PPS"代表脊髓
灰质炎后发综合征（post-polio syndrome）。此外，"盲人"（Blind）
指的是几乎没有视力功能的视障者，而"低视力"（low vision）则
指的是尚有一些视力功能的视障者。对于有听力损失的人来说，可
能会使用小写的英文单词（deaf）来代表自己是听障者，而那些更

加认同聋人文化并且使用手语的人可能会用大写的英文单词称自己为聋人（DEAF）。[1] 对于轮椅使用者来说，他们也会直接称轮椅（wheelchair）为他们的椅子（chair）。这些称呼的缩写不仅方便使用，而且能让人从中识别出有关残障认同、社群关系等心理或社会层面的信息。例如，如果在医疗环境之外听到有人自我介绍为"MS（多发性硬化症）患者"，我们就可以从"患者"一词的使用中了解这个人的内在认同与残障理念。称自己为"脊髓灰质炎幸存者"的人也和直接称自己为"脊髓灰质炎患者"的人不同。而那些称自己为"轮椅使用者"或"拐杖使用者"的人，也都表明了他们的残障状态与认同。

用来指代残障者的词语常常是负面的，而且本身"残"和"障"这两个字也常与不好的事情有关。例如"一辆残破的车停在了路中间，让这条路有了障碍"。最具贬义的用词是"残废"（crippled）。很久以前这个词语在英文中是用来形容身体不适的，而现在则被认为具有诋毁的意思。更有甚者，有人会直接说"废物"（crip）。但和许多其他少数群体中的现象一样，这个原本用来针对残障群体的词语，到后来反而也受到该群体的欢迎，并被群体成员骄傲地使用。因此，我们可能会听到有些人用"crip"这个英文单词称呼残障社群（crip community）。但是一般只有残障社群内部的人才这么说，外人最好不要如此使用。

还有一些语言的使用也包含着负面的意思。例如有人会说残障者是家庭的"负担"，或者称呼残障者为"生病的人"，还有人会使

1　在国内并未对"听障者"与"聋人"有如此明显的区分。——编者注

用"失能者"来指代所有残障者。而更具体的情况是，有人会将轮椅使用者说成"坐轮椅的人"，将正在经历痉挛的人说成"神经病"，将智力障碍者说成"智力发育不良者"等等。还有一些用词是描述残障者身边的人的，也透露出负面含义。例如，不管残障者身边的协助人员是家人还是雇佣的个人助理，都可能被他人统称为"照护者"。最后，用来诠释残障者行为的语言也很重要。例如，你会更倾向于使用"医疗依从性低"还是"自主决定性强"呢？虽然语言一直在发展和变化，但是那些让残障社群反感的语言却一直存在着。此外，也可以从残障者自身的语言使用情况，看出他们所持的残障模式。例如，有些人称呼自己为"脊髓灰质炎患者"或者"多发性硬化症患者"，那就代表他们所持的残障模式主要是医疗模式，并且对他们来说，可能更认同自己属于某"病友"群体而不是归属于范围更广的残障社群。

看到这里，读者可能会对如何在残障来访者面前恰当地使用语言感到无所适从。因此，我想在此鼓励大家：先不用过于担心！因为在临床中，你一定会从残障来访者那里学习到合适的语言，而在此之前，想到什么就说什么会比支支吾吾地斟酌用词好很多。其实治疗师在使用某些词语时，如果表现出犹豫不决的状态、小心翼翼的语气或是一些停顿，反而比用错词语更容易让人注意到自己的不专业。

残障常态

有些在非残障者看来是奇怪的现象，对于残障者来说反而是他们群体的内部"常态"。不过这也因残障的不同而有所差异。例如，在桌子旁边少放一把椅子或礼堂里缺了一个席位，这可能是有人贴心地为轮椅使用者预留的。再比如，使用拐杖的人可能会用嘴巴叼着东西，那是因为他们没有空余的手拿东西。还有一些残障群体间的社交礼仪也很特别。例如在聚会中，残障者可能不会用握手的方式来打招呼，因为有些人没有手，或者用不了手，抑或握手会让他们感到疼痛。还有，询问残障者的具体残障状态是可以的，只不过要注意询问的方式。另外，因为听障者听不见敲门声或回应声，所以可以用虚掩着的门来表示欢迎他们进入。而对于盲人来说，如果进行小组讨论之类的活动，大家都会用口语直接将想要表达的内容说出来，或将视觉信息口述出来。这些都是比较明显的例子，局外人很容易就可以观察到。

　　而另一些残障群体内部的常见现象并不那么显而易见，但是，它们对于残障来访者的临床工作来说非常重要，尤其是青少年。在这里，我用群体内部常态来表示那些在残障群体中常见的行为表现，它们不是病理性的，但有一定的临床意义。举一个明显的例子，那就是残障青少年常常会有很多不切实际的幻想。这是因为他们在社交中被孤立，让他们在主观世界中产生了一些补偿性的想象。比如他们会幻想自己有一个朋友或一段爱情，也或者是一段关于残障的故事等。说句题外话，他们有时候会因为担心没有新朋友而不得不委屈地与合不来的人交朋友。另外一个例子是，一个残障青少年可能会谈论踢足球等活动，或者大谈其想要独自到世界各地旅行的计划等。而事实是，该残障者的身体状态根本无法做到像他说的那个样子。我们不应该把这些幻想看作他们对自身残障的否认，也不应该认为那是不现实的表现。当然，他们也有可能真的很相信他们的主观幻想，但这仍然和非残障的青少年的病理性认知过程有所不同。在我的临床工作中，更常见的现象是，我的青少年来访者会逐渐不需要那些幻想来支撑或补偿他们，转而变得更贴近现实。当然，要区分是残障者的补偿性幻想还是心理疾病的早期症状并不容易。不过我还是强烈建议，在弄清幻想的背景信息之前，千万不要轻易下定论。

还有一个我在临床观察中发现的常见现象是，残障者会经历一个对自己的外表或动作感到惊讶的过程。例如，一个生下来就两条腿长短不一的人可能不会感觉到自己走路是左右摇晃的，因为在这个残障者的经验里，走路本来就如此。但是当看到镜子中自己走路的模样之后，该残障者可能会感到不舒服。同样，这也不代表是对残障的不接纳。这种现象背后可能的原因是，该残障者从小看到周围的人走路都不是一瘸一拐的，就会将这一形象内化，也就不会觉得自己与其他人走路的方式有什么不同了。还有一个例子是，一个面部有斑或疤痕的人，他自己的内在可能并没有与之相关的认知体验。比如一个30年前因烧伤事故在脸上留下疤痕的人，他可能只有在别人问起来的时候才会想到自己脸上的伤疤。甚至有可能他还需要一些时间来思考对方的提问，因为那个伤疤在他如今的生活中已经和他没有什么联系了。

脑瘫患者莱蒂西亚是一名14岁的女孩。日常生活中，她使用手动轮椅，并需要有人协助她移动身体。她只有一个朋友，一个抑郁且有自残史的女孩。但这个朋友很愿意推着莱蒂西亚在房间里逛，也会协助她上厕所。莱蒂西亚对黑暗系或死亡系的画面非常着迷。她曾经表达过，有时她有种冲动，想把剪刀放进喉咙里，"只是想体验下那会有什么感觉"。她也痴迷于吸血鬼主题的剧本，有时还会续写在电视上看到的故事，把自己变成里面的某个角色。当陌生人问起她的残障时，她会说她出生在 7 月，或者她是家里的六胞胎之一，或者她曾经经历过一场可怕的车祸。而这些都与现实不符。莱蒂西亚似乎以自称的"怪异"为傲。她的治疗师对这些故事以及莱蒂西亚的黑暗系想象力，还有看似自我毁灭的冲动有些惊慌。后来这位治疗师向一个有着更丰富的残障治疗经验的人请教，对方认为莱蒂西亚似乎正在用自己的方式去接受外界给她的"怪异"标签，并主动创造她自己赋予的意义。他建议，治疗师应该接受莱蒂西亚那些令人震惊的故事。因为自从她开始上学以来，她有很多被孤立的经历，这导致了她的幻想活跃。尽管如此，治疗师还是需要经常对她的自杀想法进行监测。

榜样

残障儿童在成长过程中，很少有机会接触到残障者榜样，不管是成年人还是同龄人的榜样都很少见。在教育领域，"融合教育"是主流方向，也就是让残障儿童与非残障儿童一起接受教育。对于大多数残障儿童来说，当他们与非残障儿童一起在课堂上听讲时，学业上会表现得更好（Zigmond, 2003）。不过也有例外，对于听障儿童来说情况并不是这样的（Geers, 2003；Kluwin, 1993；Lang, 2002）。但是，在社交情境中，"融合"并不一定是最好的。如果残障儿童看到周围的人都是非残障者，他们可能会觉得自己是个"怪人"，或是被污名化的人。他们可能不会产生群体认同感，也不会形成自发性的同侪群体。因此，有时候让残障儿童或青少年有一些彼此相处的机会是非常重要的。例如，有些残障儿童会去参加与残障相关的夏令营，在那里他们会体验到"残障根本不重要"的感觉。不过不是每一个家长都会愿意送自己的孩子去参加这些夏令营，要么是因为他们不认同其中的意义，要么是他们没有足够的经济能力。

一般来说，出现在公众视野中的成年残障者榜样，很少是以一种残障认同与骄傲的姿态出现的。那些电影中的残障角色，也往往未采用残障演员，例如《万物理论》中的埃迪·雷德梅恩和《我的左脚》中的丹尼尔·戴·刘易斯。其中还有很多是我们熟知的金像奖获奖演员，例如《雨人》中的达斯汀·霍夫曼、《国王的演讲》中的科林·费尔斯、《闪亮的风采》中的杰弗里·拉什、《费城故事》和《阿甘正传》中的汤姆·汉克斯以及《闻香识女人》中的阿尔·帕西诺。这样的现象暗示着残障者只是虚拟故事中的角色，也表明即使是有残障角色的需求，那些残障演员也不会受到欢迎。

有一些残障者榜样非常出名，可能因为他们一开始是积极的残障活动家，后来经竞选成为美国州政府或联邦政府官员。例如，曾任美国加州康复部部长的爱德华·罗伯茨，曾任美国总统的富兰克林·德拉诺·罗斯福，以及在比尔·克林顿任总统期间担任过教育部特殊教育和康复服务办公室助理秘书的朱迪·赫曼，都是知名的残障者榜样。还有一些残障者榜样可能只是在残障社群里有名，但在社群外并不出名，例如社会学家欧文·佐拉和大卫·普费弗、历史学家和残障活动家保罗·朗莫尔、英国社会学家和残障理论家迈克尔·奥利弗。卓越榜样的存在可以使残障的话题更易被大众接受，而且可以让其他残障者与之产生关联，这是具有社会性和政治性意义的（Dunn, 2015）。

通常，那些被社会大众选中的残障者榜样更有名，但他们不一定被残障群体认同。例如，因为骑马事故而中途致残的克里斯托弗·里夫，就是一个被大众选中来为残障代言的榜样。他仅仅是出现在 1996 年的奥斯卡颁奖典礼上，就赢得了全场起立致敬。但对于残障社群而言，他的身上存在一些争议，包括他是一个专注于治疗四肢瘫痪的医疗模式持有者，以及他很富有，所以不能代表范围更广的脊髓损伤群体（这个群体在生活中遭遇了无数他不曾遭遇的困境）。奥斯卡影后玛丽·玛特琳也是类似的例子，她属于学语后聋，具有很好的发声与读唇能力，这已经和听障者社群的整体情况很不相同了。美剧《欢乐合唱团》既是一个正面的例子，也是一个负面的例子，因为其中有非残障的演员扮演轮椅使用者，也有患13-三体综合征的演员本色出演。与大部分其他少数群体一样，残障群体也更希望那些能够代表社群的人由他们自己来选择。那些人应该是真正认同残障社群与文化的残障者，而不仅仅是影视作品中的角色以及他们的扮演者。

缺乏杰出的残障者榜样对于残障儿童来说是个值得注意的问题，因为同侪学习是一个人很重要的成长方式。残障者榜样与儿童的相似之处越多，其榜样力量也就越大（Schunk, 1987; Lockwood,

Jordan, & Kunda, 2001）。找不到合适的榜样，也让残障儿童的家长缺少了养育残障儿童的参考，残障青少年也因此很难有机会认识他们的残障社群。鉴于这种榜样缺乏的现况，建议治疗师与残障来访者一同观看一些相关影视作品，或推荐残障来访者自行观看。

在之前的莱蒂西亚这个案例中，治疗师和她一起用了几次会谈的时间观看了纪录片《花边国王》（*King Gimp*, 1999）。这部纪录片跟踪了丹·克普林格从 13 岁到 25 岁的生命历程。他是一个比莱蒂西亚情况更严重的脑瘫男孩。虽然观看的过程并不轻松，但这对莱蒂西亚有很大的帮助。其中一个关键之处是，治疗师为了提前了解与莱蒂西亚的残障相关的知识，在与其会谈之前就看了这部纪录片，并且向更有经验的人请教且讨论了这部纪录片的相关主题。纪录片中包含了很多细节，都给莱蒂西亚的治疗提供了很好的素材。例如，纪录片中的母亲和莱蒂西亚的母亲一样，都是很棒的倡导残障平等的行动者。片中的男主角有很强的自立生活能力，而对莱蒂西亚来说，这是她渴望但缺乏自信的方面。男主角的电动轮椅比起莱蒂西亚的手动轮椅，似乎为使用者提供了更多的独立性。还有男主角面对社会上的态度障碍的心理弹性也值得莱蒂西亚参考。另外，这部纪录片的主角是一名白人男性，这也开启了一次关于残障与性别的对话。

治疗师可能有必要帮助来访者与残障社群建立联系。但正如第六章结尾处的案例所述，一些家庭不愿意公开去联络残障社群。然而，如果私下给他们推荐资源，他们一般会接受。因此，治疗师要了解各种各样的资源，不管是由政府资助的团体或当地自立生活中心等显而易见的资源，还是那些不太容易发现的资源。寻找那些不明显的资源可能比较困难，例如你可能要打很多电话去询问学校的资源中心老师或校长，还有当地的诊所等等。有些人可能会认为这并不是治疗师的工作，但我认为这就是残障肯定疗法的一部分。因为残障社群中的实际情况是，许多家庭或来访者根本不知道如何寻找资源，或者不想在寻找资源的过程中泄露隐私，也可能迫于生活的压力而无力行动。我认为，一个为残障来访者铺平前方道路的治疗师，可以与来访者建立更好的治疗联盟，进而能够为其家庭提供更优质的服务。另外，很关键的是，对于残障儿童或青少年来说，拥有一个榜样可以协助他们积极地将残障整合到自我结构之中。我们值得为此而主动出击！

关切议题

社群通常是一群人围绕着一些共同的关切议题而形成的，残障群体也是如此。残障社群的关切议题包括物理环境的无障碍、制造不平等的态度障碍、残障者的公民权利、相关法律、长期失业或就业不足、贫困、很难获取良好的医疗资源以及辅助技术的开发与资助等问题。社群内的谈话经常集中在这些问题上，但对于社群外的人来说，这可能被认为是过度关注。但是想象一下，如果你是一个橙色皮肤的人，你正在和伙伴们讨论去哪里吃饭，你自然而然就会关心餐厅是否允许橙色皮肤的人进入。另外，你也会在影视节目中、街上或生活圈子中更留意橙色皮肤的人。同样，残障也像是一个镜头，让我们看到那些与无障碍设施和社会接纳度有关的层面。

残障群体内部的另一个常见议题是他们在日常生活中不断经历的那些"微歧视"（Nadal, Issa, Leon, Meterko, Wideman, & Wong, 2011）。这些可能来自非残障者的言语或行为，就像是千万把飞刀一样，给残障者带来了心理上的伤害。残障者通过在群体内讲述这些故事和经历，可以在一定程度上抵消无法改变他人的无力感，也可以在社群内找到支持。通过幽默的方式和同侪分享，同样可以促进彼此的理解并有利于亲密关系的建立。

还有其他一些关切议题，是直接与残障者有关的社会与政策问题。例如实施产检来排除那些社会上仍存在的残障现象是正确的吗？某些残障者被判定为消耗社会资源，因而被建议实施安乐死，这是合理的吗？无论宗教信仰如何，社群内部整体上都以维护残障者的尊严为核心原则。但当残障者怀孕或得了癌症这一类实际情况发生的时候，如果残障者想要做的选择与社会政策倾向有所冲突，个体还是会体验到强烈的认知失调。

专业知识

如果你想获得某个特定群体的专业知识，例如有关亚裔美国人、女同志或穆斯林信仰群体所面临的问题，你通常会直接请教该社群内的人，而在残障领域可不是这样。因为残障者的能力与价值常常被社会低估，所以该领域的专家位置常常被非残障者占据着。这种现象也很少被质疑，因为残障者在这些领域几乎是没有话语权的。而事实上，残障者本身才应该是专家。试想，非残障者怎么会比残障者更了解什么样子的厕所更加无障碍？他们怎么会更了解残障者应享有哪些合法权利？他们又怎么会比残障者更快地掌握特定残障的最新消息？最后，他们不可能比残障者更了解在哪里可以维修辅助工具。但是，很少有人会真正询问残障者的建议。最近我就遇到一个实例，让我很诧异。一个自称有无障碍设计，可以让轮椅使用者进入的空间，内部居然有一个开关是需要用脚来操作的。如果当时有相关残障者参与这个空间的无障碍设计，那么不可能存在这样的问题。

另外，与残障相关的专业知识并不是随残障而"打包附赠"的。例如，一个刚被确诊且即将进入残障领域的人，他不会自动地知道哪里有残障资源、有哪些可以使用的辅助技术以及什么是无障碍。他比较了解的可能是残障对他产生的影响。不过他也可能正在研究哪里可以改装汽车，哪一种电动车更适合旅行，如何乘坐轮椅通过机场安检，如何给保险公司提供医疗证明，以及哪里可以购买到双脚尺寸不同的鞋子。这些问题都反映了身为残障者所要付出的隐性成本。要获得这些信息，残障者可能需要帮助。但对于非残障者来说，这些信息太不常见了，通常都要请教残障社群内部人员才会得到。因此，对于残障肯定取向的治疗师而言，也需要为了残障来访者积极主动地搜集这些资源。

辅助工具

辅助工具在第四章中已经有所讨论。它们可能是很简单的东西，例如改制的刀叉。它们有的是像塑制脚踝或足部矫形器这样不显眼的设备，有的是像轮椅这样很显眼的设备。它们的价格差异也很大，例如带升降机的汽车就非常昂贵。不过，即使原本的成本不高，但一样东西一旦被贴上医疗设备的标签，其价位就会提高很多。例如，在治疗睡眠呼吸暂停综合征的机器中，一块 2 英寸的过滤泡沫板，其价格在医疗设备供应商那里是 25 美元，而如果在五金店购买泡沫自己制作可能只要 3 美元。

有些辅助工具被保险公司认定为需要自付费用，甚至有时候完全没有被包含在保险之内。例如，保险项目内可能包括轮椅，但不包括帮助轮椅进出通道的斜坡板或升降机。此外，保险公司合作的供应商通常是有限的，反过来又限制了残障者可选的辅具的品牌和种类。有学者认为，残障消费者购买辅具时受到限制，是有害于他们的消费者权益的，并且在这种情况下购买到的辅具也常常出现因不能满足真实需求而被闲置的现象（Philips & Zhao, 1993；Riemer-Reiss & Wacker, 2000；Wessels, Dijcks, Soede, Gelderblom, De Witte, 2003）。

辅助工具的使用会影响一个人的身体意象。对于早年致残的人来说，辅助工具可能会涉及一些不愉快的，甚至是创伤性的记忆。例如，鞋内矫形器可能会让人想起那曾经用来支撑全腿的沉重金属支架，买鞋可能会让人想起难看的矫形鞋，使用拐杖可能会让人想起之前的那场手术……辅助工具的使用对残障者来说可能有很多含义。另外，使用他人看得见的辅助工具，还会对残障者的社会互动造成一些影响。这些影响因不同的辅助工具所具有的社会内涵而有所不同。例如，视障者使用一根白手杖与使用一条导盲犬，对其人际互动的影响是有差异的。因此，在治疗中，我们可以先和来访者讨论这些影响，再尝试新的辅具。

学者们发现了一个有趣的现象，那就是，越早发生残障的人，越有意愿使用辅具（Kaye, Yeager, Reed, 2008；Olkin et al., 2006）。这可能是因为早发性残障者只需在身体意象上进行一次转换，也就是从"残障身体"转化到"用辅具的残障身体"，而晚发性残障者则需进行两次转换，也就是先从"健全身体"转化为"残障身体"，再转化为"用辅具的残障身体"。

辅助工具一旦被选用，就会成为残障者身体和心理的一部分（Bates, Spencer, Young, & Rintala, 1993），因为它们会被整合到人的身体意象和个人心理空间之内（Lund & Nygård, 2003）。每个人的心理空间边界都需要小心地保护。因此，既然眼镜、代步车、拐杖、手杖、轮椅或通信设备等辅具成为残障者心理空间的一部分，那么人们就不能随意去触碰它们，就像是你不会轻易去触碰一个陌生人的身体一样。辅助工具伴随着残障者的生活与工作，它们已经成为残障者的自我延伸。治疗师也应该看到这一点。在没有觉察到触摸来访者身体意味着什么时，治疗师不能轻易地去移动或触摸来访者的辅助工具。

最后，辅助工具的使用，会改变家庭中的动力和角色定位。例如，一个原本需要他人协助才能完成任务的人，现在可以使用辅助工具独立完成任务。这可能对于他与之前协助他的家人之间的关系产生影响，包括积极和消极的方面。在治疗中，对这种影响进行预测，并邀请家人也来参加几次会谈，都会很有帮助。

分类问题

尽管在每一个残障类别之间甚至相同类别的残障者之间，都具有很大的差异，但就像是"少数民族"这个词直接概括了所有不同的民族一样，大众媒体常常会不加说明地使用"残疾人"或"残障者"一词来报道各种残障者的新闻。这样就忽略了不同残障类别之间的很多差异。在媒体中出现这种现象已经很糟糕了，更令人头疼的是，在专业文献中也常常如此。虽然近年来已经有所改善，但回顾过去 10 年的研究，在专业期刊上搜索"残疾人"或"残障者"一词，仍可以看到 11000 多篇文献。它们将具有很大差异的残障类别都混合在一起研究，由此得出的结论其实对于任何一个残障类别都过于笼统。

相反地，具有讽刺意味的是，另一个极端的现象是将每一个残障类别单独进行讨论。许多康复心理学和残障心理学的书，都有以特定疾病名称命名的章节。它们将每一种疾病单独讨论，这样容易忽视跨类别的群体性感受。对某个具体疾病的聚焦有时也是必要的，但我认为，那些残障群体遭受的耻辱、偏见、歧视和微歧视等共通经验也应该得到探讨。此外，必须承认的是，不同的残障类别所遭受的那些污名，其实也是存在等级差异的（Antonak & Livneh, 1995; Deal, 2003; Olkin & Howson, 1994; Schmelkin, 1984; Westbrook, Legge, & Pennay, 1993; Yuker, 1983, 1988）。

这里我将用一个类比，来进一步说明以上矛盾的现象。想象这里有一本书，它探讨的是"白人"和"非白人"的心理社会因素。这本书里，"白人"是"标准"群体，其他人将会被归为一类，来与这个"标准"群体进行比较。但这个"非白人"的范畴宽泛得可笑，以至于让人怀疑这样归类有何意义。然后，再想象有另一本书，它用不同的章节探讨了不同的亚洲文化，如日本文化、中国文化、越南文化等。这样一来，这本书就忽略了亚洲文化中的一些共通性。这两本书都有其特定的意义，但就其本身而言，这两本书都不大让人满意。我们需要的是能在宏观和微观视角之间进行切换，在深入了解某个具体族群的同时，也要关注它与另一族群的共通性。同样地，将所有残障者作为一个大群体进行讨论，能够显示出其共通性，但却容易忽略群体内部的差异性。而如果一次只关注一种特定残障类别，也容易忽略人类更广泛的经验。

正如康复专业领域的人常说的那样，"当你认识了一个残障者后，你也就只是认识了那个残障者而已"。因此，治疗师必须有能力在残障社群的共通常识这个宏观层面，与每一个残障者的具体情况这个微观层面之间进行切换。

结论

在心理学中，多元文化能力已经成为一个流行词，其中也包括了有关残障文化的专业能力（Balcazar, Suarez-Balcazar, & Taylor-Ritzler, 2009；Eddey & Robey, 2005；Mackelprang & Salsgiver, 2015；Stone, 2004）。心理学家明白，只有他们熟悉了来访者的世界观和文化，才能为来访者提供最好的服务。但了解残障文化并不那么容易。残障文化就像残障本身一样，常常被排除在主流文化之外。现实情况是，很少有人会乐于谈论残障话题，也很少有心理学家受过与之相关的培训（Olkin, 1999；Olkin & Pledger, 2003）。本章是对残障文化的一个简短描述，虽然它仅仅从个体视角出发而不能得出定论，也不能代表残障社群的全貌，更不能凸显社群内强大的多样性，但是它提醒我们注意一个重点，那就是任何残障者之间都有一些相同之处，也有很多不同之处。在治疗中，当你越了解你的来访者与其他人之间的相似之处和差异，你就越能更好地为你接待的来访者进行相应的个案概念化。

你可以在残障自立生活中心等机构中，或者面向特定残障类型的杂志上，以及涉及残障者的电影、喜剧和艺术等那些聚集大量残障者的活动中，找到很多残障文化的资源。可能有很多来访者是在大学时通过学校的特殊教育资源中心第一次接触到残障文化的。在美国，这些资源中心通常由残障者管理，它们会在校内举办一些残障科普活动。残障学生可以在该中心的帮助下熟悉各种合理调整的政策。当然，并不是每个人都上过大学，也不是每个人在大学里都需要合理调整。最后，治疗师有责任给残障来访者主动介绍他们所处的残障文化与社群，因为对于没有这些信息的人来说，他们甚至可能意识不到自己有相关的需求。

本章讨论问题

1. 请说出残障文化中的 5 个元素，并分析它们是如何建构残障文化的。

2. 有哪些方法可以帮助来访者了解残障社群？

3. 当今社会，有哪些人是残障儿童和青少年的榜样？这些榜样所代表的残障模式是什么?

4. 去一家医疗用品商店，留意一下里面的设备种类及设备价格，观察一下店里的客人以及店面的选址。最后总结一下你的发现。

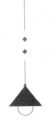

第九章
D-AT 模块六：微歧视及其影响

　　没有残障经历的人，通常会以为残障者最大的困难在于他们的残障本身，但在大多数残障者看来，最难面对的是人际的负面态度、不当预设以及对残障的污名等问题（Olkin, 1999）。路缘被挡住、人行横道旁没有声音提示、服务柜台的位置太高或拄着拐杖就没有空余的手可以用等物理方面的问题的确也让人困扰，但这些通常不会让人觉得是针对残障者个人的，所以可能不会像人际冲击那样给残障者带来心理创伤。在本章中，我将探讨那些人际的、负面的细微行为与态度，以及它们对残障来访者可能产生的影响。

微歧视概述

　　这些人际的、负面的细微行为和态度，可以用"微歧视"这个术语来描述。微歧视指的是那些向受到边缘化的人传达了敌意、贬低、忽视、轻视或侮辱等感受的简短却常见的语言、行为或环境信息（Sue, 2010）。它一般发生在社会上的优势群体成员对弱势群体成员的无意识的轻视或社交暗示中，使弱势群体成员感到不适。具体可能表现为某边缘群体成员被忽视、被贬低或被低估，抑或仅仅是因为突破了优势群体对边缘群体的刻板印象而受到夸大的赞美。不管是行为人还是受害者，可能都不一定会意识到微歧视的存在，但微歧视一定是伴有较高的情绪唤起水平的（Sue, 2010）。要记住的是，微歧视并不总是出于恶意，行为人常常会辩解说自己是出于善意，或者只是开个玩笑而已。但重点不在于行为人的有意识的意图，而在于其行为的无意识影响。微歧视通常是偏见、刻板印象和污名化的无意识展现，进而产生冒犯、伤害或轻视受害者的效果。因而，感到情绪被唤起可能就是受到微歧视的一个明显信号。

接下来有几个例子可以帮助读者进一步理解微歧视现象。假设萨利是一名 30 多岁的白人女性，她 10 岁的时候脊髓受伤了，之后开始使用手动轮椅。如果有一个人问她："你怎么了？"她会回答："我 10 岁的时候出了车祸。"至此，这次对话还是在事实的层面讨论。但是如果那个人继续问萨利："你当时系安全带了吗？"那这个问题可能就蕴含了几个潜在的信息。第一个信息是"如果你是因为没有系安全带而发生事故的话，那么发生在你身上的事情就不会发生在我身上，因为我平时会系安全带"。这是提问者想把自己和发生类似事故的可能性分割开，且包含了"你的做法是不好的""那是应该避免的"等隐含的信息。这就延伸出提问者传达给萨利的第二个潜在信息："这种伤害是不是你自己的行为造成的？"因此，这个人不仅是在表达他不想像萨利一样，还在表达萨利变成这样都是她自己的错。如果这样的对话是偶尔发生一次，那只会让萨利有些困扰。但如果在萨利每次遇到一个路人、杂货店的收银员、鞋店售货员或者公交车上坐在萨利旁边的任何一个人时，他们都这样与萨利对话，那么这种困扰将会被放大很多。

上述是一个由于发生率高而产生巨大影响的轻度微歧视的例子，接下来我分享一个严重微歧视的例子。这一类微歧视虽然发生率不高，但其带来的重大影响会持续很久。有一对盲人夫妻，丈夫是一名亚洲男性，妻子是白人女性。他们在家自主验孕后发现妻子可能怀孕了，于是去医院做检查和确认。妇产科医生告诉他们妻子的确是怀孕了，这让他们很兴奋，因为他们正在朝向养育下一代的目标前进。但是，医生考虑到他们两个盲人抚养一个孩子很困难，于是想要建议他们终止妊娠。那位医生采用比较间接的方式，先询问了这对夫妻如何确保养育婴儿过程中的安全性。这显然是一个不太会在怀孕时期被问到的问题。然后医生接着说："我很愿意为你们介绍怀孕后的其他选择。"丈夫问："有什么选择？"医生就变得结结巴巴、犹豫不决了。这个例子中，医生传达的微歧视信息是"失明的他们是没有资格为人父母的"。这句话可能会在整个孕期在这对夫妻耳边不断回响。作为新手父母，他们本来就可能会有一些对自己的疑虑，现在又有人暗示他们不适合做父母，这会使得他们的疑虑更加复杂。想象一下，如果这位妻子的母亲后来也问她："你准备好迎接你的孩子了吗？"即使母亲可能并没有别的意思，但这位妻子可能会想起之前医生的话，然后对母亲的问题作出激烈的反应。不管是自己的家人还是其他任何人，只要有一个人对这对盲人夫妻为人父母的能力有所担心，都会对他们造成巨大的负面影响。这是因为这类微歧视是针对残障者的生命中的重大事件的。

你可能会想："这些只是个例吧，如今这个时代，应该已经没有人如此缺心眼了吧。"但我向你保证，现实并不如你想的那么美好。即使微歧视的发生率只有百分之一，但你可以想象一下，这也是不太能接受的。因为生活中，例如在加油站里、等红灯时、在杂货店里、拿报纸时、与朋友聊天时、上班时、通勤路上和买衣服时，其实要不了多少时间就能够碰到 100 个人。而根据我的经验，根本不需要等到第 100 个人，残障者就一定会遇到微歧视。

并非所有的微歧视都来自陌生人，杀伤力更大的微歧视往往来自身边人。就像前面的例子所说的那样，质疑女儿养育能力的母亲，会对残障者造成更大的伤害。另外还有一些例子：如果父母从不谈论孩子的残障，会让残障这件事情变得让人难以启齿；如果家庭聚会在没有无障碍通道的地方举办，那行动不便的成员就会失去参与的机会；如果家中流传一些关于身体的笑话，那可能让残障者感到不适；如果家人没有为了听障成员学习手语，或没有为他们重述那些他们在交流中没有听清楚的内容，就会让他们产生被排挤的感受。这些经历的影响都是非常深远的。并且，当这一类经历不被承认、不被谈论或被弱化以及被归咎于受害者"敏感"时，这种影响会更严重。

微歧视也可能来自周围的物理环境，例如马路缺少路缘、商店过道太窄、结账柜台太高、菜单没有盲文等。尽管物理环境中也存在对其他少数群体的微歧视，但对残障者来说，这些微歧视对他们的影响可能更大。因为残障者可能会在一天之内多次遇到这些无处不在的环境障碍。另一种新出现的微歧视类型，和越来越多的人通过养宠物来获得情感支持的现象有关。这容易让大众以为受过专业训练的具有工作职能的动物也是一种宠物。有兴趣的读者，可以进一步搜索相关材料（Younggren, Boisvert, & Boness, 2016）。人际的微歧视，再加上这些环境中的微歧视，会对残障者造成相当大的压力。

不幸的是，微歧视的概念还未在残障社群得到广泛应用。残障者的微歧视经历还很少有数据记录。第二章提到了相关的两项经典研究（Keller & Galgay, 2010；Timm, 2002），我将用表 9-1 来对比其发现。虽然其中一个研究使用的是量化的因子分析法（Timm, 2022），而另一个研究使用的是质化的访谈分析法（Keller & Galgay, 2010），但是很有趣的是，两项研究得出的结果有很多重叠之处。还有一项研究发现，当大学生残障者被更多地视为残障者而非大学生时，他们的自主思考能力就会减弱（Wang & Dovidio, 2011）。这也是一种微歧视，而且这种微歧视会增强一个人的依赖性。

表 9-1　残障者受到的八种微歧视

Keller 和 Galgay（2010）的归类	表层信息	深层含义	示例	Timm（2002）的归类
否认残障身份或残障经历	忽略残障之外的其他身份。残障经历所产生的影响被轻视。	在我面前，你就只是个残障者。你的残障经历没什么大不了的。	"我认为你和普通人一样，不是什么残障者。""每个人都有自己的不易之处啊。"	去个性化和轻视

续表

Keller 和 Galgay（2010）的归类	表层信息	深层含义	示例	Timm（2002）的归类
剥夺隐私权	需要提供个人信息。	残障使人更容易受到侵扰。	"你怎么会变成这样？"	侵犯私人空间和隐私
无助化与儿童化	当你没有需求或未求助时，人们却非要帮助你。你被当作一个儿童一样对待。	你根本不能照顾好自己；残障者就像儿童一样需要人照顾，因此，残障就是灾难。	"你别动，我来帮你拿！""你别动，我帮你做！"轻拍或抚摸残障者的头。	无助与回避
次级获益	帮助你让我感觉很好；我期待感谢与赞扬。	你是一个慈善对象，因为你是残障者。	"我们特意为你安装了自动门！"	
扩散效应	你的一切都会牵扯到残障。	你是不正常的。残障让你"废掉"了。	"因为你看不见，所以你的听力一定比别人好。"	
低位化	不管做了什么、做得怎么样，你都会得到赞美。	因为你有残障，所以你即使做了很普通的事情，也被视为具有超能力。	"你太勇敢了！""你太鼓舞人心了！"	无差别地夸大吹捧
二等公民	因为成本太高、实施太麻烦或者受益人被认为只有你等原因，而剥夺你的平等权利。	你的要求太多了。我并不关心你的权利是否得到平等保障。为什么要为一个"废人"付出那么多？	"我们的确有无障碍服务，但是好像从没有人使用啊。"	侵犯公民权利

续表

Keller 和 Galgay（2010）的归类	表层信息	深层含义	示例	Timm（2002）的归类
去性化	否定残障者具有对亲密伴侣的吸引力。	残障不会吸引人，因此残障者是没有魅力的人。谁会想和这样的人约会？	"你娶你老婆的时候，她还看得见吗？"	

注：来自 Keller 和 Galgay（2010）与 Timm（2002）的研究数据。

　　我和其他同事最近的一项研究（Olkin, Hayward, Schaff, & VanHeel, 2016）表明，除了表 9-1 中的微歧视类型之外，还有三个额外的类型也值得关注。第一个额外的类型是，需要残障者为他人对残障的感受负责。这种类型常出现的情况是，某个人其实内心对于遇到残障者感到焦虑，但是理性上觉得不应该焦虑，于是就会说一些"我有一个残障朋友"之类的故事，来遮掩不自在的感觉。这样的故事通常是关于一个生活中不太熟悉的残障者的，这位残障者的残障类型可能和他遇到的残障者根本不一样，可这个人就是想要表达自己对残障根本不介意。但事实是，他在与残障者互动的过程中明显还是存在一些焦虑与不自在，这会让现场的氛围有些尴尬。这时残障者就不得不想办法减轻这种尴尬，他们可能需要作出某种回应，否则情况会变得令双方都更加不舒服。但这里有一个困境，即残障者不管对此作出积极回应还是消极回应，都可能产生不良后果。首先，如果残障者很积极地倾听对方讲述那个"残障朋友"的故事，就好像残障者肯定了大众对残障群体的误解，强化了他们认为"所有残障者都差不多"的刻板印象。而且这么做虽然维护了他人的自在假象，但其实让渡了残障者个人的独特性和自尊感。其次，如果残障者据理力争，不但会破坏当下互动的氛围，还会让人觉得残障者怎么如此不讲理、如此敏感，甚至觉得残障者都是有心理问题的。

第二个额外的类型是，将残障归咎于残障者自己。例如，医生问脊髓灰质炎患者："你是如何患病的？"这个问题背后真正的含义，并不是想问这名患者是如何患上脊髓灰质炎的，而是想说："你难道没有接种疫苗吗？"当患者解释他是在疫苗出来之前就得了脊髓灰质炎后，医生明显松了一口气，好像在说："那就这样吧，没什么可看的，就是常规的在疫苗出来前患上脊髓灰质炎的病例而已。下一个！"人们提出关于残障的问题，常常带着一种因果假设：你一定做了什么，才会成为残障者。通过将残障归咎于残障者自己所犯的错，可以给人们一种安全感，好像自己可以通过避免类似错误而远离残障。

第三个额外的类型，通常残障女性更容易遇到，那就是否认残障状态的存在。这种类型的微歧视多来自医疗专业人员，他们会认为残障者自述的身心症状根本不是问题，并将其归因于过度的焦虑、敏感或暂时性的心理失调。他们可能会对一名女性说"但你看起来没什么问题呀""你太年轻了，不可能有残障"或者"试着放松一下就会好的"之类的话。

不管是哪一种微歧视，都会对残障者造成相似的影响，那就是其残障属性被强调，而作为人的其他属性被忽略，并让残障者感觉自己是二等公民。尽管微歧视对有色人种和性少数群体的健康所产生的负面影响已经被研究证实（Sue, 2010），但尚未有研究涉及微歧视对残障群体的影响。不过，我们可以根据对其他族群的类似研究提出假设：不断地遭受微歧视会对残障者形成严重的负面影响。我和一些研究者就曾经探讨过残障女性会频繁遇到的那些让她们觉得困扰的微歧视（Olkin et al., 2016），详细信息可参见表 9-2。可以看出，有些微歧视虽然表象不同，但是内在含义很类似。另外，上文曾提到，某些类型的微歧视对心理健康的影响会相对大一些（Timm, 2002）——这个结论也同样需要进一步研究。

表 9-2　残障女性遭遇的频率最高和最令人困扰的四种微歧视

频率最高的四种微歧视	最令人困扰的四种微歧视
有人淡化了残障对你生活的影响	有人剥夺了你追求平等的权利
有人不加询问就认为你需要帮助	有人淡化了残障对你生活的影响
有人不论你做了什么都会赞美你	有人只关注你的残障而忽略了你的其他方面
有人剥夺了你追求平等的权利	有人忽略了你在性与爱方面的能力与需求

临床意义

治疗师应该如何向来访者搜集与微歧视相关的经验呢？这并没有一套标准方案。但如果来访者没有在治疗过程中自然地谈到微歧视，可以参考专栏 9-1 所示的"残障困扰量表"来询问。上文总结的微歧视类型也可以提供框架参考。但是值得注意的是，在上文提到的两项研究中，残障受访者表示因为他们对日常生活中曾经被忽视的微歧视有更多的觉察，所以其负面影响也相应增加了（Timm, 2002；Olkin et al., 2016）。另外，对于隐性残障者来说，情况会更复杂一些，因为如果他们探讨并承认微歧视，也就代表了他们必须承认或披露自己的残障。

来访者很可能在治疗过程中会越来越擅长谈论微歧视，并伴有一些烦躁或愤怒的情绪。但这并不意味着应该回避这个话题。治疗师可以提前告知来访者这种可能性，并且可以在治疗中进一步向他们解释：这只是暂时性的，他们的情绪很快就会恢复到以前的状态。另外，治疗师要提醒来访者，他们有很多可以回应微歧视的方法，例如可以选择与对方对质、采取法律手段、向相关机构投诉或找一个有同理心的人聊一聊。别忘了，主动地忽视微歧视并不予回应，也是一种回应方法。

那么，我们像拿着放大镜一样，去探讨这些微歧视到底有什么意义呢？原因有几点。第一点是，有些残障来访者可能没有意识到他们遭受的烦躁、焦虑或愤怒等情绪困扰可能与他们所遭受的微歧视有关。建立这种联系有助于让他们知道这些情绪不是莫名其妙就出现的，这会给他们慰藉，并且为他们提供一种调节情绪的途径。

第二点原因是，大多数残障来访者表示，对微歧视的了解，可以帮助他们决定如何选择性地、有针对性地回应。微歧视那么多，总不能对每一个都予以反击，所以总要选择一些回应起来比较有意义的，而且比较能够反击成功的才好。例如，你遇到一个交管人员，他要你脱下腿部支架进行安检，你跟他争辩显然没什么用。你可以要求他手动搜身，但非要指出他对残障的忽视和无知其实根本没有任何意义。另外一个例子是，如果你遇到因为收银台不可移动的刷卡机太高而无法结账，因此和售货员大吵大闹，这也是很不划算的。因为这个收银员并没有权力改变这个现状。而选择花时间和精力把经理叫来并与之沟通，或许是有意义的。因为经理可能可以做出调整。然而，这会消耗你的情绪能量。所以还是回到一个关键问题上：你是否想清楚了你想要为反击哪一些微歧视而投入战斗？

　　讨论微歧视的第三点原因是，它可以帮助一些残障者在遭遇微歧视时，更好地处理愤怒情绪。特别是对于那些曾经受过创伤的人来说，他们可以了解到，微歧视会唤起潜意识的无助感，但因"反向形成"的防御机制发挥作用后，表现出来的是让自己更有力量感的愤怒情绪。这些愤怒需要加以管理，不然会危及友谊和亲密关系，或者疏远那些本可以提供帮助的人，甚至招致恶意回击从而遭受二次伤害。

专栏 9-1　残障困扰量表

　　这里的"困扰"指的是令人恼火或厌烦的小事件。下面呈现了残障者可能会感到困扰的各种经历。

　　如果你在过去一个月中经历过某个事件，请勾选"是"，并回答关于你对该事件的看法或详细经历的附加问题。如果你没有遇到，请勾选"不"。

　　请回答所有问题。

　　（注：这里的版本仅在第一个事件下提供了示例选项。若要提供正式版本给他人填写，请为前 40 个问题提供选项。）

在过去 30 天中：

1. 我听到有人拿残障开玩笑。

　　☐ 不，我在过去 30 天中没有遇到过这种事。

☐ 是，过去 30 天中我遇到过这种事，并且这种经历
让我感受到（请进一步勾选以下选项）：

正面的情绪	不正面也不负面的情绪	有点负面的情绪	中度负面的情绪	非常负面的情绪	极度负面的情绪
☐	☐	☐	☐	☐	☐

2. 人们越过我本人，直接就我的问题和需求与我身边的人沟通，忽视了我的存在。

3. 我无法乘坐某些公共交通工具。

4. 在我身边的家人或同伴，被他人假设为我的长期生活照护者。

5. 有人否定或小看了残障对我的影响（例如"我从不把你当残障者来看"）。

在过去 30 天中：

6. 陌生人前来询问我的残障情况。

7. 在我没有提出需求的情况下，有人直接根据我外显的残障状态或使用的辅具给我安排了位置。

8. 陌生人看了我一眼，然后移开了视线，没有和我打招呼以及眼神接触，就好像看到了一个物品一样。

9. 我必须等待一个路人经过，来帮我开门，或者帮我拿我自己够不到和找不到的东西。

10. 有人不恰当地问了一个我作为残障者的性生活的问题。

在过去 30 天中：

11. 有商店或餐厅的服务人员跟我说他们店内没有足够的空间供我活动。

12. 有人因为我的残障而说我很勇敢或很励志。

13. 有人觉得我的辅具妨碍了他们，擅自将它们移开了。

14. 在学校或职场中，我因残障而提出的合理调整被拒绝。

15. 我因为某家商店或餐厅的无障碍问题而选择离开。

在过去 30 天中：

16. 有人称呼我为"你们这种人"或使用其他标签化的称呼。

17. 一个陌生人向我靠近并和我打招呼，但他的第一句话是关于残障的。

18. 有人不经我同意就为我代言或回答他人的问题。

19. 因为不符合无障碍设计标准，有些公用卫生间或商店无法让我自主拿到我需要的东西。

20. 我因残障找不到适当的住所。

在过去 30 天中：

21. 有人向我推荐宗教，说是能治愈我的残障。

22. 有人否认或小看了残障对我的影响（例如"每个人都多多少少有点小问题"或"每个人都经历过，没什么特别的"）。

23. 陌生人不请自来地与我接触，为我提供帮助（例如拉我的手臂或辅具，抬高或推我的轮椅等）。

24. 我想用电梯时，却发现电梯坏掉了，或者因为空间太小、按钮没有盲文或够不到按钮而无法使用电梯。

25. 在公司里面，我被区别对待（例如被剥夺了晋升的机会或平等参与活动的机会）。

在过去 30 天中：

26. 当我申请合理调整时，有人说"啊，从来没有人提过这种要求啊"或"之前从来没人觉得这有什么问题啊"。

27. 因为标识的设计有问题，或者它们在不显眼的位置，以及没有盲文，甚至丢失了等情况，我在公共场所迷失了方向。

28. 陌生人未经允许就和我产生肢体接触，侵犯了我的个人心理空间（例如轻拍我的头、肩膀、腿部或者我的导盲犬等）。

29. 有人跟我说，如果他们像我一样，一定没我表现得这么好。

30. 在未经我许可的情况下，老师或主管等权威人士私底下与其他同侪探讨我的残障或合理调整需求。

在过去 30 天中：

31. 我为因没有无障碍交通工具而反复打电话或等待很久。

32. 我被错认为另一个残障者。

33. 有人夸大了我对空间的需求，看到我之后立刻走开或是拉走他们的小孩。

34. 有人在我没有表示好奇的情况下，很主动地靠近我，并详细描述他的健康问题给我听。

35. 因为无法或不易抵达场地，我未能参加某次家庭聚会或其他社交活动。

在过去 30 天中：

36. 因为有非残障者占用无障碍停车位、无障碍厕所或无障碍更衣室等给残障者使用的特殊空间，我不得不等待或另寻他处。

37. 有人对我说我的辅助工具（例如电动轮椅、拐杖或导盲犬等）看起来很好玩。

38. 有人不愿跟我走同一条人行道或走廊。

39. 在公共场合，有人未经我要求便向公众求助（例如"那位残障者需要帮助，有谁可以帮忙"）。

40. 因为有障碍物，我未能正常使用斜坡道、电梯或厕所。

41. 想一想你在过去 30 天内是否经历过以上困扰。综合来看，你经历这些困扰的频率是多少？

☐ 大约每月 1~2 次

☐ 大约每月 3~4 次

☐ 大约每月 5~6 次

☐ 大约每周 1~6 次

□ 大约每天 1~2 次

□ 大约每天 3~5 次

□ 大概每天 6~12 次

□ 每天 12 次以上

42. 过去 30 天所经历的困扰频率，对你来说是正常的
吗？我过去 30 天经历的困扰：

□ 比我平常经历的少很多。

□ 基本与我平常经历的差不多。

□ 比我平常经历的多很多。

注：经许可，转载自：Timm, R. (2002). Disability-specific hassles:The effects of oppression on people with disabilities. Dissertation Abstracts International, ProQuest Microform UMI #3069626。

微歧视理论在山姆的案例中的应用

山姆最主要的两个问题是烦躁和愤怒。他每周大约会经历两次情绪风暴。他的情绪好像很容易被触发，不管是被真实的事件还是被想象中的事件。真实的事件可能包括住家附近出行不便、电梯经常出现故障或轮椅时常需要维修等等，甚至是日常生活中的各种小问题。想象中的事件一般来自一种认知行为疗法中被称为"读心术"的不合理信念。例如，如果轮椅维护方没有及时回复他，他会进一步推论认为没有人会帮助他，或者认为他们一点都不在乎他能

否出门这件事情。然后，这会逐渐发酵成被遗弃和无助的感觉，进而变成愤怒的情绪。如果这个时候轮椅维护方的某人员打电话来，他就倒霉了。因为山姆正在酝酿怒气，并很有可能会迅速恶化为对着他大喊大叫。山姆经常会因为情绪爆发而做出挂断别人电话或气冲冲地离开商店之类的事情。当他刚开始进行心理治疗时，他坚信这些愤怒的爆发是有用的、有意义的，因为这会推动其他人做到他们本应该做到的事情。但他后来发现，他的情绪爆发也有代价，那就是随之而来的强烈羞耻感。这种羞耻感会让他缩回自己的角落，很难打起精神去做手头的事情，因而让他感到更加沮丧和无助。这样循环多次之后，山姆意识到，他的愤怒虽然在当下让他感觉充满力量并获得某种满足，但其实也是一种自我伤害。有一次，一辆卡车停在人行道上，挡住了他的去路，这让他非常生气。于是，他不顾一切地开着轮椅全速向前冲，结果卡在了卡车和栅栏之间，悬空离地，动弹不得。那次非常危险，充分说明了他的情绪如何对他造成了威胁。于是，对山姆的治疗有两项任务要一起完成。首先是找到应对微歧视的更好的方法。其次是要制定一个标准来决定山姆什么情况下要去对抗微歧视。而愤怒的情绪不应该成为山姆有所行动的促发因素。他应该先冷静下来。真正要考虑的因素包括以下几点：这是否涉及我的日常生活与工作的重要方面？是否有可行的解决方案能让对方改进？如果维持现状的话，会有什么影响？有没有人可以帮我解决这个问题？我成功的几率有多少？

本章讨论问题

1. 非残障的异性恋白人男性有可能遭遇微歧视吗？为什么？

2. 如何以肯定的态度和来访者探讨微歧视经历？

3. 如何协助你的来访者判断哪些微歧视要优先处理？

4. 请举一个低估或轻视残障所带来的影响的案例。

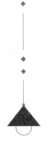

第十章
D–AT 模块七：社交与友谊

"这个人会怎么看待我的残障呢？"——这是残障者在与大多数人互动时的核心问题。虽然它不一定在意识层面，但它的确存在。而且，这个问题背后的答案可能会使残障者产生一些积极或消极的感受，但残障者常常不知道这是怎么发生的。很多有关社交互动的关键概念都来自社会心理学领域（Dunn, 2015），其中一个重要的概念是"内归因偏误"，即观察者常常把他人的行为归因于其内在特质而不是环境。例如，当一个使用手杖探路行走的盲人撞到地上的箱子时，观察者通常会认为是因为这个人看不见，或者他还没有适应失明，抑或这个人就是笨手笨脚的，却不会想到是箱子摆放的位置可能有问题。这种社会心理学理论进一步认为，"当某行为被识别为非典型的行为时，更有可能产生针对个人的评判"（Dunn, 2015）。由于残障者在社会中就是"非典型"的存在，因此他们的行为通常也是"非典型"的，所以当问题出现时，会被更多地归因于他们的个人问题。例如上述例子中的盲人就遇到了这样的情况。要想消除这种归因错误，可能要用很多的反例来证明。例如那个盲人可能需要经常在人们面前独立行动，且能穿行于各种复杂的环境之中。

我们已经在第一章中了解到，"残障"通常是那个定义一个人的决定性特征，它比残障者的其他特征或身份都更突出。这种将残障作为一个人的基本特征，甚至是唯一特征的现象，被称为"本质化残障"（essentializing disability；Dunn, 2015）。有趣的是，这似乎会让非残障者无视基本的人际边界而随意向残障者发表关于残障的评论。下文将提供一个例子。其中，一名男性路人就对使用电动轮椅的女性发表了评价性言论（第十一章会更深入地探讨他为什么觉得自己可以这样做）：

> 丽贝卡是一名 30 多岁的女性。她的行动有些不便，因此会在购物时使用电动轮椅。有一次，她逛一家大型百货商场，在一个女鞋专柜面前停了下来，想看看上面展示的鞋。她伸手试了一下，发现坐在轮椅上是拿不到鞋的。于是她从轮椅上站了起来，往前走了几步，拿到了展示柜上的鞋。这个时候有一名男性路人看到了，冲着丽贝卡说"好样的！"，并在空中挥了挥拳头，好像在为丽贝卡的"胜利"而喝彩。

残障者在社交中的感受，是会随着社交关系和社交性质的变化而变化的。因此，本章我将讨论残障背景下的多种不同的社交情境和关系类型。但本章可能未涉及亲密关系，这部分将会在第十一章进一步加以讨论。

陌生人

陌生的非残障者

一个陌生人刚认识某个残障者就开始问东问西或者对该残障者评头论足，这种情况对于残障者来说，发生率很高。而没有残障经验的人可能会觉得这种事让人难以置信。那些很直接的互动通常都是贬低性的，或是将残障者当作儿童来对待（Dovidio, Pagotto, & Hebl, 2011）。例如，陌生人可能提出"你怎么了"或"你使用轮椅多久了"之类的问题，或许会说出一些带有贬低性意味的称赞，例如陌生人对轮椅使用者说"你开得真好"或者对盲人说"你走得很顺啊"。陌生人还有可能会对残障者所使用的辅具评论一番，例如"那个肯定很贵吧"或"这个很灵活啊"。正如第九章所讨论的那样，这些往往就是微歧视。虽然他们并无恶意，但其效果是会让与残障者的对话聚焦于残障上，而非与他们对话的人。类似的现象也常发生在孕妇身上。"你预产期是什么时候""你肚子感觉怎么样""你想要男孩还是女孩"等等，这些问题也是陌生人常常会直接对一个刚认识的孕妇说的。你也可以想象一下，一上来就问一名有色族裔人士"你是哪种亚洲人"或"我注意到你是黑人吧"，或对你在电梯里遇到的一名陌生女性说"你一定很有同理心吧"之类的话，显然是对个人心理空间和界限的冒犯。

本章的开头简要讨论了此类现象背后的社会心理机制。而在临床上，重点不仅仅是这些事件发生的频率，还有来访者的主观感受和身心反应。如果治疗师问来访者"你是否遇到过一个陌生人一上来就对你的残障评头论足"，得到的回答可能有以下几种情况：

"我不介意，我喜欢告诉人们一些残障知识，这是我应该做的""我会叫他们滚开""看心情吧，但大多数情况下我会走开，当作没听见""我会很尴尬，这就是我很少去公共场合的原因"。从这些回答中可以看出，不管是来访者的想法、感受还是行为方式，都可能是临床工作中的重要素材。应对陌生人的这种冒犯是残障者的日常，因此这也成为残障经验的重要组成部分，而且它们对残障者的影响将会长期延续下去。读者有机会的话，可以询问身边那些有明显残障的亲朋好友，看看他们遭遇此类冒犯的频率和影响是怎样的。治疗师要特别注意，不可低估残障者遭遇此类事件的频率及其影响。

陌生儿童

年幼的儿童往往很容易出于好奇盯着残障者看或者指指点点，抑或问出一些听起来不太礼貌的问题。但是他们还不谙世事，不知道什么是残障礼仪，因此也不会是很大的问题。而真正重要的，是他们身边的"大人们"的态度和行为反应。例如，有的人会在儿童盯着残障者看时把他拉走，有的在看到儿童对残障者的个人空间有所冒犯或做出有风险的行为时却不加以阻止，也有的会以责骂、批评的态度来处理儿童的无心之失，还有的会很中立、客观地利用当下的机会给儿童上一堂残障教育课。这样的事情经常会发生，但和残障者在生活中遇到的其他事情一样，治疗师关注的重点不应是那些人的具体行为和意图，而应该是来访者对这些事情的内心反应。我发现，相比于成年人，残障者更能容忍儿童以及他们的好奇心。但这也并非是绝对的。尤其是对于没有孩子的来访者来说，他们可能会觉得儿童针对残障的交流更直接，因此更令人难受。

陌生的残障者

残障者与另一个残障的陌生人或其家人互动，和与非残障的陌生人互动具有不同的意义。彼此陌生的残障者虽然可能是第一次见面，但他们或许会点头示意，来传达一种共属某个社群的联结感。有时，陌生的残障者会聚在一起分享经验，例如讨论在机场应该走什么路线比较无障碍。还有的时候，他们会交流一些关于辅助工具的相关信息，例如升降设备的价格、购买渠道和使用体验等。我发现虽然这些互动经常发生在陌生人之间，但大多数残障者都会非常慷慨地为第一次认识的残障伙伴花上很多时间来分享他们所拥有的知识与资源。在残障领域，有关辅助工具与技术及其维修渠道，还有关于建筑物的最佳入口、无障碍停车位等信息其实并不易获得，而最好的获取来源就是其他具有类似无障碍需求的残障者。尽管看上去和非残障陌生人的情况不同，但对于治疗师来说，询问这些互动经验以及来访者相应的态度与反应依然是很重要的，因为从中可以获知来访者与其自身残障、残障文化和社群的关系如何。

不过，并非所有陌生的残障者之间的交流都是具有积极意义的。有的时候，最深的伤害往往来自"自己人"。例如，如果一名失明的女性对另一位跟她症状相似的母亲说"眼睛这样子就不应该生孩子"这样的话，那么对于这位盲人母亲来说可能是非常大的打击。

另一种消极的后果可能发生在残障者看到和自己的残障类型相似、但是情况更严重的陌生人时。例如，尚有行动能力的多发性硬化症患者看到另一名多发性硬化症患者拄着拐杖缓慢行走，或携带结肠瘘袋坐在轮椅上，可能会很难过。因为这样的接触会提醒来访者未来可能发生的事。治疗师可以通过询问来访者如何应对这样的接触以及他们对未来不确定性的反应，来进一步理解他们的残障适应方式、他们与残障的关系以及他们对未来的相关信念。如果来访者对于此类接触与互动是回避的，那就可能阻碍他们寻求支持性团体、参加信息交流或休闲娱乐活动、了解残障资源以及熟悉残障文化和社群等行动。

医生及其他医疗人员

医疗人员的职责包含了诊断、护理和治疗。这些介入多发生在残障者刚受到损伤或者出现某些病症的时候，也可能发生在后期症状发生一些变化的时候。值得注意的是，对残障者来说，有时候他们从出现某些症状开始，到最终确诊为某种疾病或损伤，会经历很长一段时间（Arruda, Petta, Abrao, & Benetti-Pinto, 2007; Chan, Felson, Yood, & Walker, 1994; Hadfield, Mardon, Barlow, & Kennedy, 1996）。而且，有很多研究表明，有色人种会经历相对更长的诊断时间（Hadfield et al., 1996; Pachman et al., 1998; Richardson et al., 1992）。不过也有一项关于孤独症谱系障碍诊断的研究并没有发现性别或种族之间的诊断时间差异（Wiggins, Baio, & Rice, 2006）。另外，对老年群体的相关诊断也可能会被延迟（Burgmann et al., 2006; Webb et al., 2004），这可能是因为要多花一些时间来确定相关症状是否与年龄增长有关。其实不论间隔长短，从发现症状到确诊的这段时间，对每个人来说都可能是让人非常紧张的。通常在这个时期，人们会接受各种各样的检查，希望自己没有患什么危及生命的疾病。而一旦确诊了，人们通常又会因为知识的缺乏而对相关信息过于敏感。而且在这种神经紧绷的时期，人们更愿意听取医疗专业人员的意见。他们通常会准确地记得医生在宣布诊断时所说的话。因此，即使是医生随口说的一句话，其影响也会很深远。如果那是一句积极的话，可能就会成为患者唯一的希望；如果那是一句消极的话，则可能会引发患者对医疗人员的不满与愤怒，并影响之后的治疗。

在有关生病的信念、对现代医学的态度以及与医疗人员的互动等层面，文化因素的作用非常突出（Mattingly & Garro, 2000）。有些人会明显区分以西方现代医疗为代表的主流疗法，和以补充和替代疗法为代表的非主流疗法两大分类，并因文化的不同而选择其中一种。另一些人则会两种都使用，或以其中一种为主，而另一种为辅。心理治疗也可能会被人们看作一种现代医疗。例如在山姆的案例中，我一开始很惊讶他把我看作一名医生，而且他将他对医生群体的负面感受和低期待都转移到我身上。例如，他一开始会以为我对脊髓灰质炎以及他遭遇到的困扰很不了解，而且假设我会很敷衍地回应他，或根本不关心他的感受。那是因为他以前和其他医生打交道的体验就是如此。

在心理治疗中，来访者与治疗师的第一次接触很重要，来访者当时的主观感受会影响他之后的治疗以及对治疗师的反应。这几乎是心理治疗领域的常识，其原因不必多说。不过，对于残障来访者而言，就可能包含更多层面的因素，而其中的核心因素就是治疗师是如何看待残障的。

普通熟人

普通熟人指的是那些我们在生活中经常会见到的人，他们既不是完全陌生的人，也不属于朋友的范畴。例如，他们可能是残障者经常遇到的同事、杂货店店员或邮递员。因为这些人会反复出现在残障者的生活中，所以残障者如何与他们互动就显得很重要了。这些普通熟人也的确更容易和残障者谈论起残障的话题。例如，他们可能会说出一些想要表达自己并不介意残障的话（但却是此地无银三百两），也有可能为了获取一些相关知识来搭讪，还有可能想要通过谈论残障话题来接近某个人。还有很多原因会让一个普通熟人和残障者开启一个与残障相关的话题。但不管是哪一种情况，对残障者来说，关键的是如何在考虑自己与这些普通熟人的关系之后，作出适当的回应。想象一下，如果残障者有一名同事，他经常对残障或辅具评头论足，或者不恰当地触碰辅具，又或者将他的车停在无障碍车位上（说着"我只是离开一会儿"），那么，残障者对这些微歧视进行回应时，需要权衡对方的性别、种族、权力、职位等级以及与自己之间未来可能的关系等很多因素。

友谊

友谊对残障者很重要，但相关研究却不多（Geisthardt, Brotherson, & Cook, 2002）。相对来说，残障儿童的友谊受到了更多研究者的关注。例如，有研究显示，体育活动是残障儿童和其他同龄人建立关系的有效方式之一（Martin, 2006；Martin & Smith, 2002），但参加这些活动并不是友谊产生的充足条件（Amado, 1993; Ash, Bellew, Davies, Newman, & Richardson, 1997; Lippold & Burns, 2009），而且并非相处就是愉快的（Martin & Smith, 2002）。研究者还发现，种族和文化因素是残障儿童发展友谊的重要影响因素（Turnbull, Blue-Banning, & Pereira, 2000），而另一个明显的影响因素是残障的严重程度（Gordon, Feldman, & Chiriboga, 2005）。另外，残障儿童发展友谊的模式可能和非残障儿童有所不同。一项研究比较了有学习障碍的儿童与无学习障碍的儿童的友谊发展模式。结果是，这两个群体在低年级交到朋友的概率相同，但后期的发展却不同。有学习障碍的儿童在后期能够与朋友保持密切关系的概率较低，并且他们的朋友圈也更倾向于与自己有相同障碍的人（Estell, Jones, Pearl, & Van Acker, 2009）。最后，研究者发现，社交媒体能够帮助残障者克服交往中的一些障碍。例如，网络社交不用考虑交通问题或者旅游住宿的困难等，这将淡化残障对交友的不利影响（Guo, Bricout, & Huang, 2005; Huang & Guo, 2005; Sharabi, 2007）。

成年残障者的友谊也同样受到残障的影响。例如，与非残障者相比，青年残障者通常具有较少的工作机会和参与社交活动的机会，因而他们结交朋友的机会也就相对少很多（Newman et al., 2011）。

有一项研究探讨了非残障女性与残障女性之间的友谊，归纳出三个元素：第一个是"机会"，指的是她们是如何相识的；第二个是"互惠"，指的是她们彼此之间的支持与互助以及在这个过程中她们是如何受到残障影响的；第三个是"责任"，指的是她们与社会和世界之间的互动（Fisher & Galler, 1988）。说到与这个社会或世界的互动，残障者与他们的非残障朋友在参与一些活动时，双方会遇到因残障而受限的情况，例如寻找旅店或餐厅的时候，要考虑是否方便进出、食物是否便于食用等因素。另外，残障者因残障而容易疲劳、因残障而要对某些休闲活动加以调整之类的情况也常出现。因此，残障对于友谊的影响是多方面的，双方需要互相理解与体谅。如果对残障者的情况不予以考虑，那么就会给残障者带来不小的压力，从而影响彼此的友谊。

残障者的朋友对于残障的态度可能是多种多样的。有的朋友可能会说："我从没有把你看作残障者。"这种"认为残障无关紧要"的观点其实是否定了残障的存在，就像"不要去想房间里的大象"这种表达，其效果往往是反过来强调了人们想要回避的东西（Lakoff, 2014）。我想，对于那些不认同自己的残障身份且更喜欢与周围的非残障者相处的人，可能认为这并没有什么。但对于其他的残障者来说，听到朋友说这些话，就可能感觉自己的生活现实被否认了一样。这就好比一个非裔美国人的朋友对他说："我是不看肤色的。"这样的话就是对种族歧视现状的否认。

朋友对残障者的另一种典型态度，可能表现为对残障者表示钦佩或敬畏。这种态度通常是很微妙的，但认真一想，其实也都挺明显的。例如，有的人会说"真不敢相信你做到了这些""你做得真的太棒了"或"我真的很佩服你"，可这些所谓赞美的话语背后却藏着社会对残障者的低期待和低要求。这其实非常复杂，因为与其他人相比，残障者完成某些事情确实可能面临更多的障碍，例如社会污名与歧视。但因残障就给予那么多赞美，甚至把残障者作为励志的榜样，其实涉及一种常见的残障刻板印象，具体我会在第十一章深入探讨。

有的时候，来访者会抱怨朋友不了解他们的需求，包括他们需要无障碍的空间、更多的休息时间，或者不了解他们关于疼痛管理的某些需求等。治疗师可以在这个时候询问他们是否有向朋友说明自己的残障情况和相应的需求。因为有些对残障者来说显而易见的东西，对其他人来说并不那么明显。因此，残障来访者必须非常明确地说明才行。例如，一名脊髓损伤的残障者被他的朋友邀约共进早餐，但他没有办法那么早出门，因为他上午会由护理人员来帮他完成日常护理。这个时候如果他只是对朋友说"不如改约午餐"，而不是进一步说明自己无法共进早餐的原因，那么这种令人困扰的情况并不会得到很大的改善。

但如果残障者已经跟朋友不止一次地清楚解释和说明过，情况还一再发生，那么是时候反思一下这段关系了。这是残障者可能面临的一个棘手的问题。对于那些曾经经历过因为残障而在交友过程中受挫的人来说，放弃现有的友谊是相对困难的。例如，来看一个因脑瘫而说话含糊不清的来访者的例子。因为他身边的人通常都听不清他说话，所以他的朋友很少，但有一个酒鬼愿意和他交朋友。酗酒本身并不是问题，但这个朋友经常因为酗酒而迟到，甚至放他鸽子，非常不靠谱。即使如此，这名来访者还是与其保持了朋友关系。对残障者来说，友谊不应该如此廉价，不是只要对方不介意残障就行了。另外，如果被朋友带入对残障不友好的社交圈中，到头来可能会危及残障者的自尊心，并增加残障者的情绪困扰。因此，治疗师在对残障者进行心理治疗的过程中，不仅要协助他们探索友谊如何建立，也要和他们探讨友谊的维持问题。

在我和我的残障来访者的经历中，我发现，那些和我们较为亲密的朋友大都亲身经历过残障状态，或者他们有直系亲属有残障的经历。而与他们初步交往的时候，我通常并不知道情况，只是会感受到一种对残障不介意的态度，或是一种想要更深入了解残障的意愿。就我的经验来说，他们更愿意在各种活动和计划中考虑与残障相关的需求，也更愿意开诚布公地展开讨论。但很多来访者表示，他们反而很难直接与朋友谈论与残障相关的需求。例如，在山姆的例子中，他不会向朋友主动提出希望在更方便他的地方约会，而是会委屈自己爬上楼梯到二楼见朋友。但关键是他之后还会抱怨朋友没有主动体谅他的困难。还有一个来访者需要有人协助他上厕所，但是每次出门见朋友，他都不会请求别人协助，而是尽量缩短外出的时间，好让自己可以回家上厕所。

因为衰老，残障者的朋友们在生命的后期也会出现一些身体上的问题，这会促进双方的感同身受，但是同样有可能出现新的"不理解"之处。残障来访者可能会觉得那些刚刚开始面临身体问题的朋友抱怨过多、大惊小怪或缺乏应对技巧。残障者也可能并不认为他们的朋友因为一点小小的身体问题就可以和残障的自己相提并论。另外，每个朋友因为自己的损伤或限制而产生的需要也不尽相同，甚至是相反的。例如，一个需要多走路而另一个需要少走路，一个需要摄入更多卡路里而另一个需要无麸质饮食，一个需要尽量增加活动而另一个则需要保持平稳。

随着衰老而出现残障的情况，和本身就有残障后来衰老是不一样的。这之间的差异可能会影响朋友关系中的很多方面，双方都需要努力去理解彼此。治疗师在接待来访者时，也应该放下对年龄、残障与友谊等因素的相关假设，去仔细探讨它们对残障者的关系产生的具体影响是什么样的。

> 轮椅使用者本杰明是一名 51 岁的男同志。每当他去一对他认识多年的夫妇家时，他们年幼的儿子总会要求坐在轮椅上的本杰明抱他。一开始本杰明都会欣然答应，因为那时候朋友的儿子还小。但随着这个孩子日渐长大，抱起他让本杰明觉得很费劲，也觉得孩子一直那么要求有点烦人。孩子的父母没有主动介入，他们假设本杰明会自己掌握好界限，因为残障是本杰明自己的事情。而本杰明也假设孩子的父母会和孩子讲一些规矩，因为那是他们的儿子，于是也没有主动和这对夫妇沟通。直到有一天本杰明实在是受不了了，就非常严厉地拒绝了孩子。结果，孩子哭着跑开了，大家也因此不欢而散。

心理治疗师

在残障者的心理治疗领域，现有的研究主要集中在技术方面（例如 Artman & Daniels, 2010），而不是关注非残障治疗师与残障来访者之间的治疗关系（Cornish et al., 2008；Frankish, 2009；Grzesiak & Hicok, 1994；Livneh & Antonak, 2005；Wilson, 2003）。美国心理学会也是如此，虽然制定了评估和干预残障来访者的工作指南（2012），但没有谈及太多与治疗关系相关的内容，最多也就是提到了关于接待残障者的一些礼仪（APA, 1999）。而在一本关于残障来访者的案例研究的书中，倒是谈到了治疗关系方面的内容（Blotzer & Ruth, 1995）。另外，尽管目前还没有心理治疗机构或服务可及性的相关数据，但治疗师应该保障残障来访者有效地获得平等的服务（Bead & Warden, 1996）。

心理治疗从本质上说是基于"关系"的。因此，对残障来访者的治疗，要留意与非残障者互动的不同之处（Olkin, 1999）。例如开门、放置脚凳、握手、眼神交流、费用结算等这些小的行为方面，残障者都可能因其身心特殊性而有不同于非残障者的反应。这里面也涉及了不同层面的含义，且对于每一个残障来访者来说，含义也是有所不同的。因此，治疗师在与残障来访者建立关系的时候，也没有一个非常统一的规范。不过，有一点是肯定的，那就是，如果治疗师对残障感到不适，那么必将以多种微妙的形式表现出来，无法隐藏。因为残障者与其他少数群体或受压迫群体一样，对于他人如何看待自己的残障身份这一核心问题，是非常敏锐的。所以治疗师如果觉察到自己对残障感到不适的话，要自己想办法去解决。

结论

在本章中，我按照关系远近的不同，分别论述了残障者社交的相关问题，也指出了很多对于评估或理解残障来访者非常重要的内容。但是，这并不是要求治疗师按照清单和来访者探讨上文提到的每一类关系。这些关系存在于来访者生活中的方方面面，因此可以在谈论生活的某些内容的时候顺带询问有关其社交与友谊的信息。

例如，在探讨工作情况时，可以顺便问一下残障来访者与同事间的关系如何。对于某些来访者，尤其是残障青少年，我很推荐使用"同心朋友圈"的方法来和他们讨论关系问题。那是一种通过和来访者共同绘制几个同心圆来分别探讨不同亲密程度的关系的方法，它来自人际关系取向的心理治疗流派（Hill, O'Grady, & Elkin, 1992；Strupp & Binder, 1984）。最后，从本章的内容中你可以获得一些重要的建议。首先，永远不要带着假设去搜集残障来访者的相关信息。其次，要了解治疗关系和残障来访者日常生活中的关系是有本质上的差异的。适用于日常社交的一些不成文的规范，可能不适用于治疗关系。例如，一般在生活中，残障者会更主动地考虑以何种方式与他人展开关于残障的话题，包括是否开始、如何开始、何时开始以及讨论的深度和广度等（Dunn, 2015）。但在心理治疗中可能不完全是这样。因为治疗关系是一种真诚且无害的关系，来访者不用考虑太多关于自我暴露的不良后果。而治疗师也应该在治疗内容未涉及残障的时候，主动并直接地提出相关问题，这可以使原本可能被回避的话题浮出水面，也可以展现出治疗师对残障的肯定态度。但是，应该何时以及如何对该话题展开更深入的探讨，还是要看来访者的具体反应。

伊莎贝拉是一名40多岁的女性，在19岁时搬到美国之前，她都生活在中美洲一个非常贫穷的村庄里。她从小就患有脊髓灰质炎，但她的母亲否认这一点，声称伊莎贝拉下肢的萎缩与瘫痪是营养不良造成的。在伊莎贝拉刚接受心理治疗的时候，她无法就治疗目标或当下的问题展开有效的谈话。前五次的治疗，她都是在谈论童年的经历、无法逃避的疲劳感以及母亲对她残障的否认。然后，她谈到她生活中的男性都对她不好，会利用她。她还谈到了工作中她也需要尽量隐藏自己的残障。在这样的案例中，治疗师必须先与来访者讨论残障及其对来访者的各种关系的影响。

下面还有一个案例，与伊莎贝拉的案例正好形成对比。

> 迭戈是一名快 30 岁的男性。他有脑瘫后遗症，行动有所不便，平时走路看起来一瘸一拐的。他经常感到疲劳，但他会选择强撑整整一周的工作日，然后在周末休息时努力复原。他非常善于交际，在工作中的表现也很好。但他刚开始接受心理治疗时的目标，却是处理他对工作的不满，以及探讨他从事其他工作的可能性。治疗师随后问了几个关于脑瘫对其人际关系的影响的问题，并一直试图在关于职业选择的讨论中加入这方面的探索。但这让迭戈感到不舒服，并放弃了治疗，因为他觉得治疗师过分关注了他的残障。

本章讨论问题

1. 请举一个将残障本质化的例子。

2. 在治疗中，有一名具有明显残障的来访者跟你说，他有一个朋友对他说"我不把你当残障者来看待"，你有何感受？如果你的感受与来访者的不同，你会如何处理？

3. 去一个公共场所，观察公众是如何与残障者互动的，并回来分享。

4. 当你与一名残障来访者第一次会面时，你可能会特别注意什么？

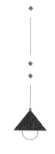

第十一章
D-AT 模块八：情感处方与禁令

本章内容分为三个部分。第一部分讨论了人们常常强加给残障者的情感处方，包括要经历哀伤与抑郁的过程、要懂得感恩和要从苦难中学习等等。第二部分讨论了残障者会遭遇的情感禁令，也就是不被允许因残障而生气或愤怒。第三部分讨论了常会伴随残障出现的焦虑与创伤，尤其是某些特定原因导致的残障。

情感处方

非残障者（局外人）可能对残障有一种根深蒂固的信念，认为残障是一种悲剧、丧失或苦难。他们将这些信念强加于残障者身上，并想象残障者都应该是整天愁眉苦脸的样子——这在某篇经典文章中被描述为残障者的"哀伤需求"（Dembo, Leviton, & Wright, 1956）。既然残障在他们眼里是一种丧失，那么理所应当要完成对丧失的哀伤过程——这会强化"残障很糟糕"的信念。甚至有时候，残障被认为比失去生命还要糟，这一点已经在很多电影中表现出来（详见第六章）。按照上述的逻辑，应对残障的一个解决方案就是让残障者去完成哀伤。具体的步骤通常基于瑞士精神病学家提出的临终前的五种情感状态。这五种状态是：否认、愤怒、纠结、抑郁和接受（Kübler-Ross, 1975；Kübler-Ross & Kessler, 2014）。这个理论非常受人们的欢迎，但将之应用于残障的时候，我认为存在一些问题。第一，这些状态描述的是临终前的情感，并不能将其直接类推到丧失功能或遭遇不幸的人身上。第二，学者当初提出理论的时候，就说明了这五种状态并不是所有人都会经历到，而且它们之间没有明确的"阶段性"顺序。第三，探讨应对死亡、丧失或不幸的阶段性情感状态，或许是没有意义的（Friedman & James, 2008；Konigsberg, 2011）。第四，对于出生就是残障者或早年就成为残障者的人来说，残障就是他们本来的状态，根本谈不上"丧失"。第五，这个理论并不是出于实证研究，其可靠性有限（Dunn, 2015）。第六，如果说残障者都必须经历抑郁状态才能接纳自己，那么这就意味着原本在临床上需要被消除的抑郁，反而被合理化为一种要去刻意创造的状态了。

如果残障被理解为一种丧失，那么残障越严重，丧失的情绪反应就应该越强烈。但事实并不是这样的，残障或损伤的严重程度其实与抑郁之间并没有必然联系（Dwight et al., 2000）。多发性硬化症除外，因为这个病症与抑郁之间有生理性联系（Chwastiak et al., 2002）。相对而言，与抑郁相关的因素更可能是既往的抑郁史、疼痛的水平（Von Korft, Ormel, Keefe, & Dworkin, 1992）、睡眠质量、疲劳感（Bakshi et al., 2000；Dwigh et al., 2000）、对于疼痛的信念（Galli, Ettlin, Palla, Ehlert, & Gaab, 2010）或受歧视的经历（Turner & Noh, 1988）。

虽然没有上述关联性，但确实有研究显示残障者出现抑郁的概率较高（Neese & Finlayson, 1996；Turner & Beiser, 1990；Turner & Noh, 1988）。抑郁的出现会使身心康复或疾病治愈的过程变得更复杂，且会延长残障者的住院时长，并降低他们自立生活的能力（Lai, Duncan, Keighley, & Johnson, 2002；Silverstone, 1990）。不过，也不是说残障就一定会伴随抑郁（Elliott & Umlauf, 1991；Olkin, 2004）。初步估算，只有约 30% 的人在进入残障状态后的一年内会出现抑郁情绪（Frank, Elliott, Corcoran, & Wonderlich, 1987；Heinrich & Tate, 1996；Lichtenberg, 1997；Turner & McLean, 1989；Weissman & Myers, 1978）。例如有一个大型调查研究的数据显示，同一个社区中，残障群体的抑郁率是 37%，而非残障群体的抑郁率是 12%（Turner & Beiser, 1990）。但值得注意的是，这个社区中大部分的残障者是不抑郁的（63%）。

这种认定残障是一种丧失并需要哀伤的信念对残障群体是很有害的。特别是对于那些不抑郁的残障者来说，他们可能就会被贴上回避情绪的标签。而如果抑郁被视为残障的"标配"，那么这种合理化可能会使得残障者的抑郁困扰得不到和其他人一样的重视。因此，治疗师应该一视同仁地评估来访者的抑郁状态。如果一个残障来访者抑郁，那么治疗师要将其抑郁视为治疗重点。而如果一个残障者不抑郁，治疗师也不要认为那是该残障者没有对其残障好好哀伤，或者视为其未能接纳残障的后果。

有一些残障者显然并不抑郁，那么持有"残障是悲惨的"这类信念的人会如何理解他们呢？这时候很可能会出现另一个极端的现象，那就是人们会将这些残障者捧为"超人"。具体说来，有的人觉得他们非常勇敢和坚强，有的人觉得他们非常鼓舞人心，还有的人觉得他们能够每天起床并出门就是一种奇迹，特别是他们脸上居然都带着笑容。这种夸大残障者正面形象的现象，也造成了一种矛盾——情感处方既要求残障者哀伤与抑郁，又要求他们乐观与坚强。这一点也反映在残障研究的设计与假设中。例如有一项关于患有骨关节炎的残障者的疼痛研究就在评测了残障者的焦虑与抑郁情绪的同时，评估了他们的乐观指数（van Baar, Dekker, Lemmens, Oostendorp, & Bijlsma, 1998）。

当残障者获得了一些具有新闻价值的成就时，我们经常可以在媒体对其的报道中看到情感处方的痕迹。新闻的主人公往往被首先提及的，就是他们的残障，而且可能会以一种惊讶的语气被提及。接着，残障者会被描述为乐观、幽默、爱笑、纯真或善良等等。这些主人公往往做出了一些正面的事迹，例如获得了什么奖项、实现了某些梦想或者坚持做着某件事情等等。曾经有一篇报道讲述了一名患有多发性硬化症的女性和她丈夫创办葡萄酒厂的创业故事。故事中的残障女性被刻意描述为从原本的工作中勇敢地跳脱出来，而这其实仅仅是一次再常见不过的职业生涯选择而已。

而当残障者做了一些负面的事情时，残障很快又变成了一种"悲剧"。这在精神障碍者中更为常见。残障不仅被定义为故事主人公的核心特征，而且新闻事件的发生也都会被归因于残障这一唯一因素。例如上述的例子中，如果患有多发性硬化症的女性和她的老公创业失败了，那么媒体可能就会将其归因于这个女创业家身体不便，而不会考虑是由于新创企业共通的困难与风险。

康复积极心理学常常会用一些特别的思维方式来看待残障，以鼓励人们积极地应对残障并提升价值感。这些思维方式包括扩大价值的范围、降低身体的地位、遏制残障的扩散以及转变评估的角度等（Wright, 1960）。"扩大价值的范围"指的是要重新看到并重视那些曾经被忽视的事物所具有的价值。"降低身体的地位"指的是不要把"体格的重要性"看得比"人格"更重要，体格无法决定一个人的整体价值（Frick, 1985）。"遏制残障的扩散"指的是要控制第四章中提到的关于残障的"扩散效应"，避免将残障视为残障者唯一的特征。"转变评估的角度"指的是对价值的评估不再参考非残障者的标准，而是基于残障经验，从本质上评估事物的效能。例如，"使用轮椅"这件事并不需要和"直立行走"进行比较。它的价值体现在它是一种有效的行动与预防跌倒的手段。这些思维方式也已被很多研究者在不同的残障类型中展开探讨（Keany & Glueckauf, 1993; Melamed, Groswasser, & Stern, 1992; Soundy et al., 2012）。

残障者还会被强加一种思维，那就是"你要想想从中收获了什么"。也就是说，残障者可能会被要求去思考从自身的残障经验中学习到什么、有什么洞见以及它有什么意义。虽然事实上的确有人表示他们变成残障者之后有了一些反省、反思以及更多的感恩之情与更深的人生感悟，但是如果反过来假设残障者都要有这样的体悟，那就会给残障者带来很大的压力。有时候残障来访者也会给自己增加这样的压力，比如他们会不停地思考那些车祸之类的意外到底是"上天"想要告诉他们什么。有研究者就仔细区分了"为什么是我"与"我被选中是为了什么"这两种残障者对自己的灵魂拷问。前者是一种折磨,而后者可能会是一种升华(Wright, 1983)。除了以上可能的收获之外,残障的正面影响还包括了所谓的"残障福利"。例如,残障者停车可能不需要付费,人们排长队的时候残障者可以走绿色通道,以及有些地方为残障者设置了只有他们才能使用的无障碍停车位等等。然而认为这些是"福利"的人可能并不了解事情的全貌,只是孤立地看到残障者享受了某一次的优待而已。他们没有看到无障碍停车位经常被占用,也没有想到为什么要设定这些无障碍停车位。如果没有看到全貌,他们可能就会认为这些"福利"是残障者的特权,而不是残障者本应享有的平等权利。因此,在我的故乡,人们对于残障者在市中心停车时(尤其是人多时)为什么不需要付停车费的问题争论不休。但这里面有太多因素都没有被人们考虑过。例如,人们不了解残障者的失业率高和就业不足的问题。人们也不知道残障者不仅收入低,而且必要的开销还大。还有,如果不是免费的话,残障者就有可能将车停在很远的地方,而他们下车后如何到达目的地会是个大问题。他们也因为其他交通方式的限制而很少有第二个选择,况且有些残障者还深受疲劳和疼痛之苦。那些羡慕残障者的"福利"的人,如果知道这些背后的原因,就一定不会那么想了。

在结束关于情感处方的这一部分之前,还有一点值得一提,那就是有人可能会认为残障者是幸运儿。例如,一个被酒驾司机撞伤的脊髓损伤者,在某些人眼里是幸运的,因为那次车祸至少没有导致其死亡。还有人会认为一个脊髓灰质炎患者能够好好活着就很幸运了，或者认为一个一只眼失明的人至少还拥有另一只健康的眼睛就是幸运的事情。有这些想法的人，通常都是没有经历过残障的人。这些人想要表达的信息，可能是觉得残障者应该对他们的"幸运"心存感激。

总之，通过以上讨论，我们可以看出残障者面临了很多强加在他们身上的情感压力。这些压力似乎推着他们必须去感受一些什么。例如，作为对身体残障带来的损失所作出的一种合理反应，残障者"应该"要经历抑郁状态。若是没有，不是因为这个人在回避，就是因为这个人有超凡的人格特质，且那些乐观与坚强的特质会被期待一直持续下去。残障者也会被要求从"幸运儿"的角度来看到自己不是那个"情况最糟的人"，并应该为自己所享有的残障福利而心怀感激之情。

　　莎拉是一名 10 岁的女孩，患有肌营养不良。她和她的治疗师因为她的一些强迫行为而开始合作。莎拉有一个非常有爱的家庭，而且她和她 16 岁的姐姐关系很好。在某个学期快结束时，她的姐姐告诉莎拉，自己决定去参加一个预科班来打发暑期的时光。要和亲密无间的姐姐分开数月，莎拉有点舍不得。那段时间里，莎拉一想到这个事情就不时地掉下泪来，但她不觉得这是因为太寂寞或是自己抑郁了。然而莎拉的老师却将此事告诉了心理治疗师，表示出强烈的担心。因为老师认为，现在这个哭哭啼啼的莎拉和过往性格阳光的莎拉很不一样，似乎有点"不正常"。而且老师担心莎拉作为一个残障者，在进入青春期之后是不是遇到了什么恋爱难题。就这样，本来只是一个孩子对因关系变化而产生的压力作出了很正常的反应，却被视为不可接受的"性格异常"。对于平时乐观开朗的莎拉来说，即使是一次小小的情绪低落，也会让她被贴上"不正常"的标签，并且会被归因于残障，而非家庭因素等其他问题。

情感禁令

前面我们讨论了残障者"应该"有的情绪，而这里我们将开始讨论与之相反的压力，也就是残障者"不应该"有哪些情绪。其中最主要的一个体现就是"禁止生气"。如果残障者生气，很容易会被人理解为他们并未很好地适应残障状态，或者被人理解为他们不懂得感恩、没有意识到自己有多幸运等。尽管残障者总是面临外在环境的污名与歧视以及各种压迫，然而很多人似乎看不到这些，会断章取义地将他们的情绪归因于性格问题，这在心理学中也被称为"内归因偏误"。

生气会导致愤怒，这是一种比生气更原始更强烈的情绪，有时会伴随着暴力或失控。残障来访者可能会对他们所经历的不公感到愤怒。以山姆为例，他经常感到愤怒，并对其他人发火，有时候会惹人哭泣，有时候也因此被赶出商店。有一次，他遇到一辆卡车停在了人行道上，卡车与旁边的围篱仅仅留出狭窄的缝隙，这只能让行人勉强通过，而轮椅不行。因此，他很愤怒，他决定强行通过，结果轮椅就死死地被卡住了，最后还是一个陌生人来帮他脱了困。

那个陌生人一定很不理解这种自毁性的行为。的确，这种行为背后的原因不太为大众所知。除了很难进行情绪管理之外，这些行为是山姆日复一日地体验到被忽视、不被接纳以及被视为二等公民的结果。有的残障来访者会像山姆一样能够意识到自己又发生了一次愤怒事件，但还有一些可能自己明明被激怒了，却并不承认。

有趣的是，你会发现大多数关于残障的书并没有将生气或愤怒作为一个专门的主题来讨论，而焦虑或抑郁却常常出现在某些书本的目录中。目前与愤怒情绪相关的内容，主要是探讨它与疼痛之间的关系（Duckro, Chibnall, & Tomazic, 1995；Greenwood, Thurston, Rumble, Waters, & Keefe, 2003；Kerns, Rosenberg, & Jacob, 1994；Moix, Kovacs, Martín, Plana, & Royuela, 2011；Sayar, Gulec, & Topbas, 2004；Tschannen, Duckro, Margolis, & Tomazic, 1991）。另外，愤怒也会作为一种情绪管理的对象而出现在某些论述之中。诸如智力障碍者等特定群体会被教授相关的情绪管理技巧（King, Lancaster, Wynne, Nettleton, & Davis, 1999；Rose & Gerson, 2009；Taylor, 2001）。最后，生气与愤怒这类情绪也会作为一些特定损伤的后续反应而被讨论，例如脑损伤（Khan, Baguley, & Cameron, 2003；Prigatano, 1992）和失智（Alexopoulos et al., 2005）。

在为数不多的探讨了愤怒的康复学书籍中，有一本书（Falvo, 2014）指出，残障者的生气与愤怒可能源于一种不公感，这种感觉是基于伤残、来自自己或他人的责备以及一些受挫体验的。另外，生气与愤怒可能也和残障者意识到自己的残障状态的严重性以及随之而来的无助感有关。这本书还指出，康复治疗可以帮助残障者合理地表达情绪，并使他们获得更多对自身和环境的掌控感。

关于愤怒情绪的讨论，逐渐开始出现在残障学的书中或者那些作者本身就是残障者的书中（例如 Asch, 2002；Linton, 1998；Longmore, 2003；Morris, 1999）。在这些书中，愤怒情绪主要被看作是社会不公导致的结果（Barnes, Mercer, & Shakespeare, 1999；Gilson & Depoy, 2000）。这与之前的章节中的观点显然不同，愤怒不是适应或接纳残障的必经过程，而是对社会上存在的对残障者的污名、偏见与歧视的正常反应。不过，残障者在理解表达并处理这些情绪方面，是需要更多协助的。

焦虑与创伤

焦虑往往伴随着残障出现。引起焦虑的因素可能是身体意向的转变、身体的疼痛、药物的副作用、童年的早期经历或者导致残障的创伤性经历（Kennedy, 2012）。焦虑本身就是一种对危险的自然反应情绪，因此当残障对人的健康、生活、财务、就业、社会化或总体幸福感产生威胁时，焦虑的产生便是很正常的。另外，对未来的不确定感也是产生焦虑的原因之一（Falvo, 2014）。因为很多类型的残障者的状况时刻都在变化着。还有一些残障者虽然目前情况稳定，但不能保证其未来是不会变化的。

与残障有着直接关联的经历也会触发焦虑感。例如对于早年致残的人来说，他们可能会经历住院期间与父母分离的痛苦，也有可能会经历一些无法解释的事情和病痛。他们那时候表达的情绪，也可能未被接受，反而被教育要做一个不哭泣的坚强小孩。不仅如此，小时候的我们对整个就医流程也是十分害怕的，而且可能要经历痛苦的戒药过程，甚至有可能经历一些来自医护人员或像监护人、环卫人员等辅助人员的性虐待。而对于较晚致残的人来说，他们有可能经历了战争或车祸等创伤性事件。最后，本书之前也提到过，残障者从某些症状出现到确诊会经历一个较长的不确定期，处于这个时期的人也会产生很多焦虑情绪。

还有一些情况也会导致焦虑，例如担心人身安全、被困在某处无法行动、搭乘公共交通不顺利、车出故障、照顾不好小孩、走向死亡、疼痛或疲劳感增加等等。而一旦与抑郁、疼痛、疲劳或其他因残障导致的症状混在一起，对这些焦虑的评估就会变得更复杂（Smart, Blake, Staines, & Doody, 2012；Stebbings, Herbison, Doyle, Treharne, & Highton, 2010）。研究者指出，在基础护理阶段，残障者的焦虑往往被忽视了（Memel, Kirwan, Sharp, & Hehir, 2000；Weiller, Bisserbe, Maier, & Lecrubier, 1997）。焦虑和抑郁一样，与残障有着一种双向关系，也就是说，焦虑常常被看作是残障导致的结果，但同时也是加重残障的一个风险因素（Brenes et al., 2005；Gulsercn et al., 2006；Lenze et al., 2001）。

有很多方法都可以用来有效地处理与残障相关的焦虑。首先，治疗师要知道，焦虑可能导致更严重的残障或降低残障者的生活质量（Sareen et al., 2006），因此我们应该尽早处理来访者的焦虑情绪（Lantéri-Minet, Radat, Chautard, & Lucas, 2005）。有时候，仅仅是让残障者对自己的残障及其相关症状有更多的了解就可以减轻焦虑（Louw, Diener, Butler, & Puentedura, 2011）。另外，在处理由疼痛引发的焦虑时，增强来访者对自己处理疼痛的自我效能感也是一种减轻焦虑的方式（Meredith, Strong, & Feeney, 2006）。最后，要注意的是，虽然抑郁会降低人们对药物治疗的依从性，但是焦虑与抑郁的关系还尚不明确。（DiMatteo, Lepper, & Croghan, 2000）

勒妮是一名 14 岁的女孩，患有脊柱裂，平时使用轮椅行动。她不喜欢跟朋友们一起逛商场，因为当她去卫生间时需要人辅助，而她并不信任同龄朋友的辅助能力。她的心理治疗师为了帮助她增强独立性，很细致地与她讨论出行中可能遇到的每一个障碍或困难。他们通过模拟情景来不断演练。例如，如果勒妮被一个 2.5 厘米高的门槛挡住了，该怎么办？他们还通过探讨如何应对不同的窘境来提升勒妮处理问题的临场能力。对于逛商场的问题，一个办法是让她的母亲在停车场等她，一旦需要，她就发消息给母亲寻求及时的支持。这样的未雨绸缪对勒妮来说很重要，而且需要不断去实验和修正这些方法，最终才能找到最佳解决方案。

在另一个案例中，一名女性来访者想要坐飞机去参加儿子的大学毕业典礼，但因为她从未使用过她的代步车去机场乘飞机，所以非常焦虑。这种焦虑让她不断推迟行程。心理治疗师为她提供的方法与勒妮的一样，也是预估好可能发生的问题，然后提前做好相应的准备。具体来说，治疗师运用认知演练的方法，和她讨论好每一个步骤的应对措施，包括在哪里停放她的代步车、如果无障碍停车位都被占用了怎么办、怎样在乘坐通往机场的车时使用升降板、如何乘坐轮椅通过安检、怎样确保飞机落地时能够拿到轮椅以及如何使用当地的交通工具寻找旅馆。这样的认知演练大大减轻了她的焦虑，让这次出行最终得以实现。

当然，并不是每一个心理治疗师都知道如何应对乘代步车出行的情况，因此残障来访者可能需要自己做一些功课和调查。例如，可以向使用过代步车或轮椅去机场坐飞机的残障者请教，也可以到机场实地做一些勘察，还可以向其他残障者学习一些通用的出行小窍门。

结论

残障者通常都会有一种要顺应或接纳残障的压力，而且这一事实也往往被他人否认。因此，关注这些情绪束缚也是残障肯定疗法至关重要的一部分。残障者被强加的情绪束缚包括一种两极化的现象，即要么是你需要垂头丧气地为自己的残障而哀伤，要么是你成为鼓舞人心的励志榜样。另外，外界还会期待残障者能够心怀感激地面对一切，并能够看到自己"比上不足，比下有余"的幸运。最后，残障者在应对抑郁和焦虑情绪方面，以及看待和处理愤怒的情绪方面，也都受到了一些束缚。因此，治疗师需要拥有很强的灵活性与相应的能力来协助来访者识别、认同和管理情绪，而这里的"管理"绝不是束缚与压抑情绪的策略。

本章讨论问题

1. 为什么人们不能接受残障者的愤怒情绪?

2. 假设你的一名来访者最近因她的多发性硬化症恶化而陷入了抑郁状态,你会如何评估多发性硬化症对她的影响?

3. 针对本章提到的"开酒厂"案例,你如何看待多发性硬化症对治疗方案的影响?

4. 在你所在地的新闻中找到一则关于残障者的报道,分析一下这个故事中的主角的情绪是如何被描述的、文章的重点是什么以及作者的观点是什么。

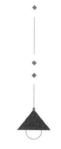

第十二章
D-AT 模块九：家庭与亲密关系

我在第十章里讨论了残障如何影响来访者的日常社交，而在这一章中，我将继续讨论更为亲密的层面。我会从家庭中的残障儿童开始，再谈残障伴侣，最后谈残障父母。在谈残障父母的部分，我也会谈到性生活、怀孕和分娩等问题。

残障儿童及其父母

有关残障儿童的文献浩如烟海，在此无法一一梳理。因此，本章将着眼于过去数十年间关于残障儿童研究与观念发展的一些主要主题。首先，1995 年之前，大部分有关残障婴儿的文献都是以一种悲剧视角展开的（Risdal & Singer, 2004）。因此正如第十一章所述，父母就会被期待为此"悲剧"而哀伤。我在之前的书中，提到了几篇文献的作者会劝告父母在与有缺陷的孩子建立联结之前，要先为自己对一个健康的、非残障的、完整的孩子的期待的破灭而经历哀伤（Olkin, 1999）。在一篇文献中，残障儿童被视为家庭中一种在经济、日常生活、情感和心理上的负担（Quittner, Opipari, Regoli, Jacobsen, & Eigen, 1991）。而有研究表明，残障儿童的父母所遭受的大部分压力和其他父母是类似的，并不会因其子女的残障而有所不同（Warfield, 2005）。这些压力的影响因素包括孩子的数量、经济状况、照料的能力、配偶间的相互支持以及工作与家庭的平衡。顺便提一句，如果父母对工作的满意度高，可能就会减轻家庭的压力（Warfield, 2005）。像以上这样将残障儿童视为一种损失或者负担的观点，在过去的研究中非常普遍，因而有研究者敦促后来的研究人员"停止研究残障儿童可能给其父母或兄弟姐妹带来的可怕的负面影响"（Yuker, 1994）。

　　另一个常见的研究主题是关于残障儿童对其父母的婚姻关系的影响。一般都会假设这样的影响相对于非残障儿童来说更消极，但是这并没有得到充分的研究结果的支持（Gavidia-Payne & Stoneman, 2006; Sobsey, 2004）。研究者也通过一项对此主题的元分析研究证实了儿童的残障对父母婚姻的影响比预期要小（Risdal & Singer, 2004）。然而，家中有一个残障儿童，的确对父母的婚姻关系有一点小小的影响。与孩子发育正常的家庭相比，这类家庭的离婚率高出了 5.9%。此外，一项经济学研究表明，此类家庭中，照顾残障儿童的母亲比在外赚钱的父亲会受到更多健康方面的长远影响（Burton, Lethbridge, & Phipps, 2008）。这些对家庭成员的健康、关系的影响，是否能够通过更多的社区支持、更好的职业休假保障制度或减少残障儿童家庭的社会孤立等相关措施来减轻呢？这是一个最近才开始被关注的问题，本章在后面会进一步展开论述。

渐渐地，研究主题转向了残障儿童的家庭复原力和凝聚力（Bogdan & Taylor, 1989；Gill, 1994）。更具体地说，研究主题包括了更多关于变化、适应和复原（Risdal & Singer, 2004）的思考，以及其他更为积极的方面。有很多研究显示，养育残障儿童的父母发现了一系列积极的影响，且通常对孩子的未来充满希望（Ferguson & Asch, 1989；Hastings & Taunt, 2002；Poston et al., 2003）。有一些本身为残障者的父母也加入了这样的研究中，他们提出了一些很不一样的重要观点。例如有研究者根据经验性研究结果指出了过往的研究及其假设存在的几个普遍性问题（Risdal & Singer, 2004）：只考虑残障儿童对家庭的负面影响；在残障儿童与家庭的痛苦之间没有考虑中介变量；没有充分考虑不同家庭的差异；预设了残障带来的压力是不能被残障社群家庭之间的相互支持或技能培训等方式来调节的。

直到近 15 年左右，相关研究才开始转向对残障儿童及其家庭进行支持的政策性影响。例如有研究者呼吁应该为残障儿童家庭提供更多的保育服务（Warfield, 2005）。具体来说，可以给保育人员提供更多的专业培训以及更好的激励制度，例如对于某些类型的残障儿童可以另外酌情收取一些托养费用。另一些学者则论证了残障儿童家庭所需政策支持的特殊性，并总结出了一些残障儿童生活中需要支持的核心内容（Turnbull, Beegle, & Stowe, 2001）。另外，值得注意的是，在《平价医疗法》通过之前，美国约有 9% 的儿童没有医疗保险（Bloom, Cohen, & Freeman, 2009）。这一点至关重要，因为较高的发育障碍率与低收入或医疗保障程度较低有关（Boyle et al., 2011）。

一些研究者也关注到了在残障儿童的生活中占据重要地位的"经济因素"（Parish, Rose, Grinstein-Weiss, Richman, & Andrews, 2008; Park, Turnbull, & Turnbull, 2002）。一般来说，残障儿童比非残障儿童更容易生活在贫困中（Parish & Cloud, 2006; Park et al., 2002）。残障儿童也有更高的概率由单亲母亲来抚养，而单亲母亲本来就很难有余力外出挣钱，这和所抚养的孩子是否为残障者无关。而那些结婚女性如果拥有一个残障儿童的话，其就业率的确更低一些（Porterfield, 2002）。然而，美国政府并不因此而给这样的家庭提供与残障儿童的残障程度和护理需求量相匹配的福利与支持（Curran, Sharples, White, & Knapp, 2001）。很明显，照顾有严重残障的儿童可能会使父母无法工作，进而使得家庭面临收入减少和生活贫困的问题。另外，有研究者总结了使残障儿童家庭更有可能陷入贫困的几个因素：家庭中增加了应对残障需要支出的费用、公共服务与社会福利水平低、工作与照顾儿童冲突、保育资源缺乏以及受休假制度的限制（Parish & Cloud, 2006）。

就像所有父母都会为他们的孩子铺路一样，残障儿童的父母也是如此，甚至某些方面他们必须做得更多。因为父母要帮助他们的残障子女寻找医生、寻求资助、照料子女的日常、监测与子女残障有关的身体和心理发展状况、坚持进行子女教育的合理调整以及帮助子女平安渡过充满挑战的童年。不管是否擅长处理以上问题，父母们都缺乏相应的榜样或指南来告诉他们到底应该怎么做。因为他们和残障儿童一样，并没有和他们经历相似的人可以相互支持。他们可能会找心理治疗师寻求帮助，因为他们在日常照护过程中身心俱疲，抑或他们不知道如何帮助他们的孩子面对孤立、抑郁情绪以及残障带来的各种挑战。他们或许想要弄清楚，到底他们的孩子是否能够过上和其他人一样的"正常生活"——结婚生子，拥有事业与友谊。也或许他们想弄清楚的是什么时候该接受现实，什么时候又该去争取和突破。一般来说，他们在相应的法律方面、与校方和老师的协商方面以及如何制订合适的个别化教育计划方面都是需要专业支持的。

在与残障儿童及其父母展开心理治疗工作的时候，来访者的文化、种族和社会经济地位是不可忽视的重要因素。这些与所有残障来访者都有关，为何要再强调一次呢？因为其中的文化因素会深远地影响残障儿童父母的残障信念、残障接纳度、残障羞耻感、接受残障服务的意愿和能力以及他们与教育系统的合作，而这些方面对残障儿童的生活都至关重要。例如，在纪录片《花边国王》中，残障儿童的母亲是一个强有力的残障倡导者。她努力让她的儿子主流化，鼓励儿子去做一切事情，包括用头部操纵一根杆子来画画。最终她的儿子也成功上了大学。但是，假设这位母亲受到了相应文化的影响，认为她早年丧夫是她的罪过，进而认同自己孩子的残障是对她的一种惩罚，那么她还会像电影里描述的那样来对待儿子的残障吗？她或许很想将残障的儿子隐藏起来，不让人说闲言闲语。她一定不会为儿子争取受教育的权利，也不会鼓励儿子自信成长。这不是仅会发生在想象中，也不是仅会发生在低教育程度的环境中，而是可能发生在现实之中。特别是对某些移民族群来说，原国籍的文化深深地影响着他们。这些文化因素对治疗师的影响，最常见的就是治疗师无法要求某些来访者家庭在治疗师的办公室或机构接受治疗，因为那违背了他们的文化。治疗师只能够在公园、咖啡厅甚至残障者的家中开展工作。有些治疗师坚持不那么做，但至少也应该认清一个事实，那就是来到治疗室的残障来访者及其家庭与那些不会进入治疗室的人有着不同的文化背景。

在美国，很多残障儿童在接受诸如社会医疗保障等联邦资助时，因为相关条例非常复杂，所以很容易遇到障碍。另外，这些条例有时甚至很可笑。例如，本书之前也提过，一个使用手动轮椅的青少年的父母想要为其更换更方便的电动轮椅，但按照医疗保险的规定，该家庭必须有能力购买电动轮椅的运输工具才能申请报销，而购买一辆改装卡车的费用很高，并且不在保险范围内。再举一个例子，一位孤独症谱系障碍儿童的单亲母亲，考虑到儿子万一急需用钱却没有钱花的情况，就将自己的账户绑定了儿子的名字。但这一举措却让儿子失去了申领社会残障保障金的机会。她儿子还被要求退还之前已经申领的钱。这样进退两难的事情屡见不鲜。

虽然总体来说，残障儿童和非残障儿童在成长过程中遇到的问题都是大同小异的，但我在临床中也发现了有一些问题是残障儿童更容易遇到的。例如，一些儿童在进入中学前后，可能会遇到社交孤立的困境，甚至会一直持续到其高中毕业。正如第八章我所举的案例所述，有些青少年可能因此而拥有非常丰富且持久的幻想，包括想象自己拥有一个伴侣、想象自己并没有残障或是想象一个特别的致残原因等等，这些幻想占据了他们大部分的现实生活。如果进行神经心理学的相关检查，他们可能看起来像患有高度的早期精神分裂，但这是一个假象。此外，还有一些青少年的行为古怪，是因为他们想在社交中有更多的掌控感。例如，有些人会穿着奇特或是听一些怪异的音乐。这样一来，他们就可以将他们遇到的社交难题归因于自己所能控制的古怪行为而非残障因素了。最后，由于日常生活需要他人的协助，以及出入房子与上下车很不方便，残障儿童在发展独立能力方面面临极为复杂的挑战。

如果残障儿童的心理治疗师本身也是一个残障者，那么可能是一件好事，因为这就可以很直接地提供一个榜样，来证明即使有残障也可以生活得很好。但根据我的经验，这通常对家长来说有意义，而对于残障者本人来说，他们可能并不会因此而受益。其中一个原因是，残障儿童或青少年可能认为治疗师的残障经验和自己的现实之间存在一定的心智能力方面的差距，因此治疗师的一些应对策略不值得他们借鉴。另一个原因可能是青少年来访者无法像治疗师那样直面残障的无处不在，他们更习惯于使用回避的策略来生活。

相反，如果心理治疗师没有残障的经验，那么会面临另一个问题，那就是他们可能不会被残障儿童及其家庭充分信任。治疗师声称自己有多了解残障群体是没有用的，他们需要从一开始就在细节上展现出对残障的友善和了解。例如，治疗室要考虑无障碍的问题，还要考虑需要来访者签署的文件是纸质版好还是电子版好的问题。在与残障来访者接触与交流时，不要因尴尬而回避接触，能够主动提出基于残障社群内部视角的话题，不要在谈话时结结巴巴讲不出具体的词汇，并从内心感到对来访者的未来生活充满期待与希望。

伴侣

婚姻和伴侣关系是残障研究的重要领域之一。残障者对婚姻与家庭的价值观与非残障者的没什么不同（Bleszyńska, 1995），但婚姻与家庭对残障者来说有着更特别的意义。研究显示，患有各种慢性疾病的人，或是身心功能受损的人以及其他各类残障者，都会在婚姻中获益（Pienta, Hayward, & Jenkins, 2000；Waite & Gallagher, 2002）。一个具体的例子是，婚姻会促进人们对残障的接纳，特别是男性对多发性硬化症的接纳（Harrison, Stuifbergen, Adachi, & Becker, 2004）。因此，婚姻与伴侣关系对残障者尤其重要。

有一项研究对刚毕业的高中生连续追踪了4年，在残障者与非残障者之间发现了一些有关性行为与婚姻状态的有趣差异（Newman, Wagner, Cameto, & Knokey, 2009）。在高中刚刚毕业时，数据显示，残障青年比非残障青年有更少的性行为（73%比83%），但他们却更多地使用避孕措施（87%比75%），特别是避孕套（70%比46%）。结果4年后，他们拥有孩子的比率略低于非残障者（11%比14%）。当然，这比率会因种族而异，例如非裔美国人比白人或西班牙裔更有可能生育。另外，残障者在高中毕业后4年内的结婚率为10%（非残障者为15%）。这一比率在不同种类的残障者中没有显著差异，但因种族而异，白人和西班牙裔比非裔美国人更有可能结婚。

另一项研究对高中毕业生追踪了8年后，也得到了类似的结果（Newman et al., 2011）：残障者的结婚率为13%，非残障者为19%，而残障者与非残障者拥有孩子的比率相近（29%和28%）。但没有完成高中教育的残障者，他们的生育率可能比完成了高中教育的残障者高出两倍之多。另外，残障女性比残障男性更有可能拥有孩子（42%比22%），美国非裔残障者也比白人残障者更有可能拥有孩子（45%比26%）。令人好奇的是，83%的残障者都有了孩子，而剩下的那部分人发生了什么呢？

　　相较于其他主题，残障者与非残障者的伴侣关系很少得到研究者的关注。而在少量的相关研究中，有 18 篇以上的文献集中研究重度智力障碍者或多重障碍者的伴侣关系，这让我有点意外（Hostyn & Maes, 2009）。另一个关注的焦点是在伴侣关系中遭受暴力的残障女性（Brownridge, 2006；Hassouneh-Phillips & McNeff, 2005；Milberger et al., 2003）。还有一些文献关注到了残障者的伴侣担任照护者角色的压力问题（Post, Bloeman, & De Witte, 2005）。而这其实只是片面地关注了婚姻关系而已，因为这些关于"照护者"的研究倾向于认为"照护"是伴侣对于残障者的单向关系，并只探讨了照护者的职业倦怠问题，而并没有关心伴侣关系中的另一方。我认为这类有关照护者的文献忽略了以下几个重要方面。首先是关系的双向性、互惠性，也就是说，双方的情感与支持应该是相互的。其次，影响伴侣关系的社会政治因素与经济结构因素等也被忽略了。不过，有一个针对 4 名残障者的婚姻的小型质化研究做得不错（Schulz, 2008）。这个研究揭示了残障者的婚姻中也存在着爱与尊重的内容，但同时面临一些独特的挑战。例如，家庭日常事务的分工，特别是有关体力劳动的，可能会因为残障而失衡。另外，残障者对于独处的需求或是抗拒，也是值得关注的。尤其是独自一人的情境会给残障女性带来一些特别的挑战（Olkin, 2003）。我想对于残障男性来说也会有同样的问题。

　　残障者是如何约会与追求爱情的，这一主题也很少有实证研究探讨。不过我也搜集到一些。瑞典有一项研究调查了残障伴侣

是如何走到一起的，结果发现他们很多都是自由恋爱（Nakosteen,
Westerlund, & Zimmer, 2005）。但是这是否可以推及其他国家和地
区，特别是经济状况不如瑞典的国家和地区，还需要更多的验证。
还有一项研究比较了美国、新加坡和中国台湾地区的大学生对于
与残障者谈恋爱的态度，结果发现，美国女性对此拥有最积极的
态度，且一般来说女性都比男性拥有更接纳的态度（Dunn, 2015;
Hergenrather & Rhodes, 2007）。另一项关于与残障者交往意愿的研
究发现，在即将进入助人行业的学生群体中，西班牙裔的学生最不
愿意与残障者建立比普通朋友更进一步的亲密关系。另外，研究
也发现，认知和精神障碍是最不受欢迎的残障类型（Miller, Chen,
Glover-Graf, & Kranz, 2009）。最后一项相关的研究，采用了自我报
告与内隐测验两种方法测试了大学生对残障者作为伴侣的吸引力作
出的反应（Rojahn, Komelasky, & Man, 2008），结果发现，在自我表
述层面，大学生对于残障者与非残障者的青睐没有什么不同，而在
内隐层面，大学生更喜欢非残障者。

卡罗尔·吉尔（Carol Gill, 1996）是早期研究残障者约会主题
的专家。她曾认为残障者的结婚率相对较低，而且结婚时间相对较
晚。但现在从整体上看，并没有这么简单。有些研究结果证实了
她的观点（Asch & Fine, 1992; Olkin, Abrams, Preston, & Kirshbaum,
2006），而有些却没有。在异性恋中，残障女性比残障男性更难找
到伴侣（Gill, 1996）。比起非残障女性和残障男性，残障女性也面
临更高的分手风险（Hanna & Rogovsky, 1991）。而在同性恋中，虽
然第七章讨论过残障女同志似乎比较容易找到伴侣，但她们同样面

临着所有残障伴侣都会遇到的困难。吉尔曾列出了残障者建立伴侣关系要面临的一些常见困难与风险，它们是：生命价值被贬低，身体或性方面受过伤，家人反对，以及在政策、经济和生活空间等方面有障碍。

有一项研究比较了残障女性与非残障女性在约会上的区别（Rintala et al., 1997）。结果显示，残障女性在与约会对象的交流方面，和非残障女性遇到了相似的问题。但残障女性拥有更少的约会频次，在约会的过程中会更多地受到个人或社会层面的限制与障碍，还会感受到更难以吸引自己的约会对象。该研究小组在另一篇文献中提到，上述研究中的女性参与者有 52% 正处在一段亲密关系中，而单独看非残障女性的比率的话，是 64%（Nosek, Howland, Rintala, Young, & Chanpong, 2001）。

有一个变量很重要，那就是某段亲密关系是在"残障"发生之前产生的还是发生之后产生的。如果在某人发生残障之前，他就已经拥有了一段关系，那么我们就称这段关系为"残障前关系"。而相对而言，如果某人在发生残障后，再进入一段亲密关系，那我们就称其为"残障后关系"（Olkin, 1999）。当然，也存在双方都是残障者的第三种情况。这三种情况遇到的问题会略有不同。总的来说，残障前关系比残障后关系更困难一些（Olkin, 1999）。因为对于残障前关系来说，残障的出现，会导致原本的关系互动平衡被打破。然后还有过去未处理的冲突、加重的经济负担、角色转变的挑战以及社会对残障的污名等这些因素加在一起，一定会让人很窒息。面对这样的冲击与压力，亲密关系中的双方要么抱团取暖而更加紧密，要么无法承受而只能分开（Olkin, 1999）。对于残障后关系来说，关系建立时双方就考虑到了残障因素，因此这也成为与其他非残障伴侣关系不同的特别之处（Crewe & Krause, 1988, 1990, 1992）。但是，不管是残障前关系还是残障后关系，它们的一个相同之处在于，亲密关系中的性别角色都具有较强的灵活性。

无论来访者的亲密关系是在残障前还是残障后建立的，治疗师都应该放下对关系的预设，并在会谈中倾听他们独特的故事。例如，治疗师可以主动询问他们是如何开始的，他们被彼此的什么所吸引，他们是如何看待与应对残障的，残障对他们的日常生活有何影响，以及他们是如何面对社会污名与偏见的。倾听双方的叙说，是非常有意义的。

例如关于致残原因的信息，一般都是由残障者来叙说，但是若能问一问关系中的另一半是怎么看的，就可以得到更为丰富的信息。这个问题也就从"我是怎么发生残障的"变成了"我们是怎么发生残障的"（McNeff, 1997; Rolland, 1994）。在叙说故事的这个过程中，可能会有很多方面都触碰到残障者或其伴侣的伤口，因此治疗师要特别注意。另外，由于同性婚姻不合法，因此此类关系也常常被忽视。而治疗师问起相关信息时，也要留心是否会涉及隐私的界限问题，考虑来访者的家人是否知情。所以，这时候应该多使用开放式问题来搜集与亲密关系相关的信息。当然，和一般的伴侣治疗一样，治疗师也需要搜集残障伴侣的以下信息：双方的共识和分歧都有什么，过去应对压力的能力如何，适应新环境和接受新信息的能力如何，伴侣关系遇到了什么困难以及困难是如何发生的。最后需要注意的是，对于残障者的亲密关系中非残障的那一方，虽然他们自身没有残障，但是会受到另一半的残障所引发的社会污名、偏见与歧视的影响。例如，他们可能会被默认为是残障伴侣的贴身保姆，总是被人夸赞很有爱心，或者被认为很自卑才会与一个残障者在一起。他们的隐私也常常被冒犯，会被他人毫无顾忌地询问一些信息（Olkin, 1999）。有一项研究列出了关于残障者的伴侣可能具有的一些特质，供人选择。结果发现，残障者的伴侣通常被认为是值得信赖的、具有支持性的。而聪明、善于社交、喜欢运动这些形容词和他们的关联性较弱。这意味着，一个残障者的伴侣，可能会被社会要求一定要有能力照顾好残障者，并且要为了对方减少社交活动和体育运动（Goldstein & Johnson, 1997）。

有一些研究者认为我们可以将残障外化为亲密关系中的第三个伙伴，也就是形成一种三元关系（Rolland, 1994），但我不同意这样的做法。我的经验是相反的，我建议应该把残障融入双方的共同身份中。例如，没有残障的伴侣应该像有残障的伴侣一样关注无障碍问题，而且这种关注并不是出于要帮助对方，而是为了自己。

衰老和残障的综合影响也是不容忽视的部分。因此，即使是残障后关系，也会随着双方的年龄变化而迎来新的挑战。本身没有残障的那一方，也可能因为衰老而遭遇身心的限制，从而打破原来的平衡。总之，治疗师应该考虑到残障、衰老和伴侣关系三者之间的各种可能性联系，并搜集相关的发展史信息，这样才能更好地帮助他们。

一般来说，所有伴侣关系都会有一个慢慢调节双方之间的亲密程度的过程，而对于残障伴侣关系而言，可能会受到残障相关因素的挑战。例如，你可能需要给你的残障伴侣更换导尿管，而如果你是一个更喜欢与他人保持一定身体距离的人，那么你将会很有压力。当然，另一种情况是这一类互动会让喜欢亲密的人更亲密。但总之，和非残障伴侣的关系一样，只要双方对于亲密程度的最佳平衡点出现不一致的情况，就会是一个问题。

在某些伴侣关系中，双方都是残障者。他们最初可能是被对方是"同类"这一因素所吸引，以为都是残障者的话应该会更加理解自己，也或者是因为两人参加同一个残障团体活动而相识相爱，因为这些团体会拉近残障者之间的距离。这种情况下，虽然双方的确在残障相关主题方面彼此更了解一些，但是也可能出现一些困难，例如双方因残障而产生的需求彼此冲突。假设一个多发性硬化症患者和一个脊髓损伤者结合，前者很怕热，而后者很怕冷，就会出现问题。另外，即使在面对残障的心理状态方面，也可能出现冲突。例如一个认为要尽力去接受残障，而另一个则倾向于与之抗争。再比如，有些情况是，一方可以通过冥想来减轻压力，而另一方则采用酗酒的方式，或者一方总是感到习得性无助，而另一方则相信万事皆有因。正如这些例子所示，千万不要假设同是残障者就会有同样的世界观。

在本书中，我并不想掩饰或粉饰伴侣关系中残障可能带来的困难，它们的的确确存在，而且经常充斥在日常生活中的方方面面。残障一般来说既会消耗我们的时间，也会消耗我们的精力及我们的金钱。例如日常的与残障相关的照护会花费很多时间，而需要应对的压力以及伴随残障的疼痛、疲劳与未来的不确定性都会让我们筋疲力尽，还有购买一些辅助设备或者聘请协助人员以及因残障而造成的收入困难也都在经济方面打压着我们。因此，在对残障者进行伴侣治疗的过程中，如何应对这些方面将会是重要的内容。但同样也要注意的是，有时候残障伴侣带到治疗室的问题不一定与残障有关，特别是当有些伴侣已经能够很好地面对与应对这些问题的时候。所以治疗师更要以同理心去面对来访者，在提出这些方面的问题时，要留意对方的状态。例如面对已经能够很好地处理日常事务的残障者，治疗师还去关心对方"平时垃圾是怎么倒的"或者"你能够生活自理吗"这样的问题，可能会让他们产生被冒犯的感觉，或者认为这位治疗师很愚蠢。总的来说，我建议治疗师可以先从一个更基本的问题开始，也就是直接询问来访者，他们谈的问题是否包含了与残障有关的因素。如果答案是肯定的，就可以继续展开更具体的讨论。

性主题

在20世纪70年代之前，很少有人研究残障者的性主题（Milligan & Neufeldt, 2001）。后来才逐渐有一些学者关注到这一主题，例如有研究者开始探讨残障者对性的可及性问题（Waxman, 1989；Waxman & Finger, 1994）。然而，即使是现在，大部分人还是认为性与"生病"的残障者之间不会产生关联（Anderson & Kitchin, 2000）。其实，这也是具有人类文化性和价值观根源的（Shuttleworth & Mona, 2002），所以无怪乎人们对这个方面有那么多的偏见。例如，人们可能因内化了普遍存在的那些关于残障的负面信息（Chance, 2002；DiGiulio, 2003），而预设了他们遇到的残障者都应该是无性恋，或在性需求和性能力方面的水平很低（Lund & Jonson, 2015）。而残障者的家人又很可能把这些观念传递给他们的下一代。例如，我有一个十几岁的残障来访者，他的家长总是询问我个人作为一个残障者的结婚生子问题，似乎他们要在我身上找到突破"不可能"的希望。这背后所反映出的焦虑与不安全感，其实一定会影响到他们的残障子女。事实上，人们真的很少能够获得相关的参考信息。因此，比起同龄人，残障者很可能更晚开始恋爱（Gill, 1996）。

残障者在性方面会面临很多系统性的障碍。首先，残障者有更高的概率感染艾滋病毒或其他性病（DiGiulio, 2003），这是因为至少有八个因素会让残障者很容易成为性关系中的受压迫方（Andrews & Veronen, 1993）。但是从统计数据来看，残障女性比非残障女性更少地接受与性病相关的检查（Tilley, 1996），这还要归结于健康检查资源的可及性和人们对残障者在性方面的先入为主的错误观念（Weiner, 1999）。另外，残障者也很少接受与计划生育相关的服务（Anderson & Kitchin, 2000），包括与性教育相关的资源也很难接触到。此外，由于就业机会不多，残障者与社会互动以及认识更多人的机会也就较少。总之，他们在性方面遭遇了更多来自社会、经济和教育等多方面的障碍（Ballan, 2008）。

性和残障一样，都牵扯我们内在的价值观，因此对于治疗师来说，也不免受到一些对性与残障的内化污名与负面观念的影响（DiGiulio, 2003；Esmail, Darry, Walter, & Knupp, 2010；Hyland & McGrath, 2013），尤其是在面对智力障碍者的时候，就更是如此（Parchomiuk, 2012；Young, Gore, & McCarthy, 2012）。关于性与残障的专业论文，也鲜少谈论性本身的愉悦性（Tepper, 2000）。另外，也有学者指出，我们不应该过度地强调性行为的层面，而应该更关注关系的层面（Shakespeare, 2000）。还有学者认为，无性恋也是合理的，我们应该接纳其本来的样貌（Lund & Johnson, 2015）。这些不一样的声音提醒我们，在残障与性的话题上，我们要时刻保持开放与好奇的态度，而不要带着任何预设开始我们的工作。

值得注意的是，残障与性的现有研究缺乏人类多样性视角。即使关于残障女性的文献比较多一些，但情况也是如此（Yoshida, Li, & Odette, 1999）。有学者回顾了 2002—2006 年的 54 项相关研究（其中包括了 11000 多名研究参与者），结果发现这些研究有关文化因素的结论自相矛盾，且各个少数族裔的代表性不足（Greenwell & Hough, 2008）。在专栏 12-1 中，列举了一些有关残障性少数群体的研究，有兴趣的读者可以进一步参考。

专栏 12-1 残障性少数群体研究

Gay Males with Disabilities

Bennet, C., & Coyle, A. (2007). A minority within a minority: Experiences of gay men with intellectual disabilities. In V. Clarke & E. Peel (Eds.), *Out in psychology: Lesbian, gay, bisexual, trans, and queer perspectives* (pp. 125–143). West Sussex, England: John Wiley and Sons, Ltd.

Blanchett, W. J. (2002). Voices from a TASH forum on meeting the needs of gay, lesbian, and bisexual adolescents and adults with severe disabilities. *Research and Practice for Persons with Severe Disabilities, 27*(1), 82–86.

Blythe, C., & Carson, (2007). Sexual uncertainties and disabled young men: Silencing difference within the classroom. *Pastoral Care in Education, 25*(3).

Cain, R. (1991). Stigma management and gay identity development. *Social Work, 36*(1), 67–73.

Davidson-Paine, C. D., & Corbett, J. H. (1995). A double coming out: Gay men with learning disabilities. *British Journal of Learning Disabilities, 23*, 147–151.

Genke, J. (2004). Resistance and resilience: The untold story of gay men aging with chronic illnesses. *Journal of Gay and Lesbian Social Services, 17*(2), 81–95.

Hanjorgiris, W. F., Rath, J. R., & O'Neill, J. H. (2004). Gay men living with chronic illness or disability: A sociocultural, minority group perspective on mental health. *Journal of Gay and Lesbian Social Services, 17*(2), 25–41.

Henry, W. J., Fuerth, K., & Figliozzi, J. H. (2010). Gay with a disability: A college student's multiple cultural journey. *College Student Journal, 44*(2), 377–388.

O'Neill, T., & Hird, M. J. (2001). Double damnation: Gay disabled men and the negotiation of masculinity. In K. Backett-Milburn & L. Mckie (Eds.), *Constructing gendered bodies* (pp. 204–222). New York: British Sociological Association.

Sinecka, J. (2008, August). 'I am bodied'. 'I am sexual'. 'I am human'. Experiencing deafness and gayness: A story of a young man. *Disability & Society, 23*(5), 475–484.

Stauffer-Kruse, S. (2007). Gay men with learning disabilities: UK service provision. *Journal of Gay and Lesbian Psychotherapy, 11*(1), 145–152.

Lesbians with Disabilities

Asch, A., & Fine, M. (1997). Nurturance, sexuality, and women with disabilities. In L. J. Davis (Ed.), *The disability studies reader* (pp. 241-258). New York: Routledge.

Drummond, J. D., & Brotman, S. (2014). Intersecting and embodied identities: A queer woman's experience of disability and sexuality. *Sexuality and Disability, 32*, 533–549.

Gill, C. J. (1993). Dating and relationship issues. *Sexuality and Disability, 14*(3), 183–190.

Hunt, B., Matthews, C., Milsom, A., & Lammel, J. A. (2006). Lesbians with physical disabilities: A qualitative study of their experiences with counseling. *Journal of Counseling and Development, 84*(2), 163–173.

Hunt, B., Milsom, A., & Matthews, C. R. (2009). Partner-related rehabilitation experiences of lesbians with physical disabilities: A qualitative study. *Rehabilitation Counseling Bulletin, 52*(3), 167–178.

O'Toole, C. J., & Bregante, J. L. (1993). Disabled lesbians: Multicultural realities. In M. Nagler, (Ed.), *Perspectives on disability* (2nd ed., pp. 261–271). Palo Alto, CA: Health Markets Research.

O'Toole, C. J., & Brown, A. A. (2002). No reflection in the mirror: Challenges for disabled lesbians accessing mental health services. *Journal of Lesbian Studies, 7*(1), 35–49.

Shakespeare, T. (1999). Coming out and coming home. *International Journal of Sexuality and Gender Studies, 4*(1), 39–51.

Tilley, C. M. (1996). Sexuality in women with physical disabilities: A social justice or health issue? *Sexuality and Disability, 14*(2), 139–151.

Vaughn, M., Silver, K., Murphy, S., Ashbaugh, R., & Hoffman, A. (2015). Women with disabilities discuss sexuality in San Francisco focus groups. *Sexuality and Disability, 33*, 19–46.

Wadle, D., & O'Toole, C. J. (2010). "I feel so vulnerable": Lesbians with disabilities. *Lesbian Health, 101*, 347–362.

Gay Males, Lesbians, Bisexuals, and Transgender Persons

Brothers, M. (2003). It's not just about ramps and Braille: Disability and sexual orientation. In K. Zappone (Ed.), *Re-thinking identity: The challenge of diversity* (pp. 49–68). Belfast: Joint Equality and Human Rights Forum.

Cochran, S. D., & Mays, V. M. (2007). Physical health complaints among lesbians and gay men. *American Journal of Public Health, 97*, 2048–2057.

Dispenza, F., Harper, L. S., & Harrigan, M. A. (2016). Subjective health among LGBT persons living with disabilities: A qualitative content analysis. *Rehabilitation Psychology, 61*(3), 251–259.

Fredrickson-Goldsen, K. I., Kim, H. J., & Barkan, S. E. (2012). Disability among lesbian, gay, and bisexual adults: Disparities in prevalence and risk. *American Journal of Public Health, 202*(1), 16–21.

Harley, D. A., Hall, M., & Savage, T. A. (2000). Working with gay and lesbian consumers with disabilities: Helping practitioners understand another frontier of diversity. *Journal of Applied Rehabilitation Counseling, 31*(1), 4–11.

Harley, D. A., Nowak, T. M., & Gassaway, L. J. (2002). Lesbian, gay, bisexual, and transgender college students with disabilities: A look at multiple cultural minorities. *Psychology in the Schools, 39*(5), 525–238.

Kattari, S. K. (2015). "Getting it": Identity and sexual communication for sexual and gender minorities with physical disabilities. *Sexuality & Culture, 19*, 882–899.

LeBlanc, J. M., & Tully, C. T. (2001). Deaf and hearing-impaired lesbians and gay males: Perceptions of social support. *Journal of Gay and Lesbian Social Services, 13*(3), 57–84.

有调查表明，与残障相关的工作人员大多缺乏与性有关的专业训练（Caruso et al., 1997；Kazukauskas & Lam, 2009）。有一项关于不同学科的学生在性教育方面所接受的训练的调查研究显示，心理学学生在受训的质和量上都相对较低（Valvanoetah et al., 2014）。在美国心理学会认证的心理学训练项目中，只有11%包含了与残障相关的课程，并且主要与智力障碍、孤独症谱系障碍或学习障碍有关（Olkin & Pledger, 2003）。同样，在美国的192个社会工作训练项目中，也只有12%包含了与残障相关的核心课程，其中可能涵盖了残障与性的部分内容（Ballan, 2008）。另外，与残障来访者探讨性的问题可能是更为困难的。例如一项对性治疗师和婚姻治疗师的访谈研究发现，他们在接待残障来访者时，对性的问题会使来访者有更高水平的情绪唤醒，并更多地体验焦虑（Parritt &

O'Callaghan, 2000）。综上所述，很有必要对临床专业人员进行针对残障与性的专业培训。已有研究告诉我们，即使这样的培训很简短（Higgins et al., 2012），也会在知识、态度等层面对专业人员产生深远影响（Fronek, Kendall, Booth, Eugarde, & Geraghty, 2011）。有关这方面的培训，也有学者提出了六个要点和几个练习，有兴趣的读者可以进一步参考（Ballan, 2008）。

在处理残障群体遇到的性问题时，要避免过度使用病理化视角。残障者的性表达和性行为与非残障者相比是更多样的，不能简单地以性功能障碍的标准去衡量（Dune, 2012）。一般来说，性行为的过程可以分为兴奋期、平稳期、高潮期和冷却期（Masters & Johnson, 1986），但这可能不适合残障群体。以性交和高潮为目标的男性主义性观念，也与残障群体的实际情况相冲突。美国精神病学会也指出，在诊断性功能障碍时，要特别注意患者是否受到其他疾病或身体功能的限制（APA, 2013）。如果是由于其他疾病或身体功能限制引起的性功能方面的偏差，就不应该将其诊断为性障碍。因此，治疗师在评估时，要避免将性表达的多样性诊断为性功能障碍。

关于残障与性的研究文献，大多都只是研究性虐待、性暴力和无性行为（Chance, 2002；Guldin, 2000；Lund & Johnson, 2015），或者只是探讨与性健康略微有关的医疗保健和可及性等实际问题（Higgins, 2010）。但很多对残障者的调查表明，他们更需要与性本身以及特定残障对性的影响等相关的信息（Berman, Harris, Enright, Gilpin, & Cathers, 1999；East & Orchard, 2014）。同样，他们也缺少如何进行性表达与避孕的教育（Porat, Heruti, Navon-Porat, & Hardoff,

2012；Wiwanitkit, 2008）。残障者也会因为残障而更少有机会拥有一个性伴侣（Gordon, Tschopp, & Feldman, 2004；Mckenzie & Swartz, 2011；Wiegerink, Roebroeck, Bendar, Stam, & Cohen-Kettenis, 2011）。例如，一项主要以英语国家为主的跨地区调查研究显示，残障者的残障程度越重，就越有可能是单身（Taleporos & McCabe, 2003）。

一对残障伴侣，不管是有一方是残障者，还是双方都是残障者，如何进行性表达都将是伴侣治疗的一部分。这一点，与非残障伴侣治疗是一样的。很多伴侣治疗师对性治疗是不熟悉的，那么面对残障来访者就又增加了一层困难。但与他们探索这个领域是非常有必要的。因此，治疗师还需要掌握一些特定的基本知识，例如残障者的性可能涉及疲劳管理的策略、替代性敏感区的知识、导管放置的技巧和各种性爱体位的认识等。

从以上讨论中可以看出，社会上充斥着对残障者的性的忽视与消极认知，因此治疗师需要协助残障来访者以积极肯定的态度去对抗它们，帮助他们重新找回拥有平等性生活的权利，并使其感知自己与生俱来的性吸引力（Sandoski, 1993）。虽然没有足够的研究证明残障者的性与其生活质量有关联，但也有研究者提出了一些看法（McCabe, Cummins, & Deeks, 2000）。一项在加拿大所做的调查研究对比了 60 名先天残障者与 60 名年龄相当的非残障者的性生活与生活质量水平，结果发现，残障者拥有性生活的比率较低，生活质量水平也较低。虽然这两者之间没有显著的统计学关联性，但残障参与者都表达出强烈的对性的渴望。研究者也指出了有其他研究支持"增加亲密行为可以提升生活质量"的观点（McCabe et al., 2000）。

在 2012 年美国性教育与信息委员会（www.SIECUS.org）发布

的一份报告中指出，残障者也应该享有平等的接受性教育、医疗保健以及进行性生活的权利。这份报告也敦促与残障相关的专业人员要接受这方面的培训。同时，它也指出了相关领域的资源缺乏问题。在这份报告发布之后的一段时间里，虽然有 30 多篇文献探讨了残障与性的话题，但它们很少从特定残障类型的角度展开研究。这方面的研究仍然停留在过去的水平。例如关于多发性硬化症的（Blackmore, Hart, Albiani, & Mohrm 2011；Gumus, Akpinar, & Yilmaz, 2014），关于智力障碍者的（Bernert, 2011；Löfgren–Mårtenson, 2013），关于中风者的（Buzzelli, di Francesco, Giaquinto, & Nolfe, 1997），关于截肢者的（Ide, 2004），关于糖尿病女性的（Ozcan, Sahin, Bilgic, & Yilmaz, 2011），关于脊髓损伤女性的（Parker & Yau, 2012），以及关于下肢截瘫女性的研究（Wiwanitkit, 2009）等等，都没有进一步的发展。

将性纳入残障者的心理治疗中时，既要考虑一般性治疗的基本原则，也要增加一些与残障相关的知识和技能。首先，治疗师要能主动地与残障来访者谈论性。如果连治疗师都回避这个话题，那么对于本来在社会中就被视为无性恋的残障者来说，他们就会感到特别不舒服。其次，治疗师可以参考性治疗领域中的 PLISSIT 和 ALLOW 这两个模式来与之探讨性问题。PLISSIT 模式包括让来访者允许自己袒露性问题（Permission）、给来访者提供基本的性信息（Limited Information）、给予来访者具体的建议（Specific Suggestions）以及进行更深入的性治疗（Intensive Therapy）四个阶段（Annon, 1976）。如果残障来访者感到自己对伴侣没有性吸引力，也难以启齿，这个时候，PLISSIT 模式的第一阶段就很重要，治疗师首先需要支持他们允许自己在治疗中袒露这些不堪。而在第二阶段和第三阶段，不管是分享专业知识和信息，还是提供相关建议，要注意不同残障者会有不同的具体需求。ALLOW 模式最初是为医疗保健人员量身定制的（Hatzichristou et al., 2004），它包括询问来访者的性行为与性功能（Ask）、将来访者的担忧合理化（Legitimize）、提升有限的舒适度或知识量（Limitations）、开放地探讨性问题以便于评估和转介（Open Discussions）以及共同制订治疗计划（Work Collaboratively）。这个模式比 PLISSIT 模式更加强调在制订治疗计划的过程中双方的合作性（Dune, 2012）。

一些残障者的主要问题是很难找到性伴侣，这与社会上对残障的排斥有关（Chance, 2002），而另一些残障者面临的困难可能主要和残障带来的性表达的特异性有关。例如，性行为可能需要重新被定义为不以阴茎插入为目标的互相取悦的亲密互动（Chance, 2002）。因为其实除了典型的性敏感区域之外，身体还有很多地方同样可以在刺激下让人感到性愉悦。而要做到性敏感区域的扩展，人们可能需要更多地进行性沟通，关系也需要更亲密才行。这种不以阴茎插入为目标的性行为，对于男性来说，调整相对会更加困难（Chance, 2002）。

很多人会错误地认为瘫痪就意味着没有任何感觉了，但情况通常并非如此。以我自己为例，我的右腿从大腿以下瘫痪了，但它依然能够感觉到温度和疼痛，而且非常敏感。也有研究表明，不管是男性还是女性，脊髓损伤者都是可以达到性高潮的（Sipsky & Alexander, 1997）。此外，勃起、高潮和射精是三个独立的功能，如果其中一个功能损伤了，不会直接影响另外两个。

对于如何提升残障者的性生活品质，其实有很多方法可以参考，例如可以使用润滑剂帮助阴道润滑、使用水床来减少重量的压力、通过摇摆来提升兴奋感、使用振动器以及用更适合的体位等等。对于脊髓损伤者来说，可以使用手来直接刺激达到反射性勃起。而对于手部有功能限制的人来说，也有特制的手套或手柄可供使用——这部分可以多多参考与残障者自立生活相关的指南。还有一些人可能需要结肠造口袋来帮助他们更好地处理排泄物，以免干扰进行中的愉悦行为。关于更多的实用方法，可以参考美国癌症协会 2002 年发布的一本小册子中的建议（Chance, 2002）。

在此，我也提供一些关于残障与性的资源供治疗师在工作中参考。首先是一些影片。例如有一部名为《性能力》（*Sex Ability*）的纪录片，讲述了残障者对性的一些看法（www.youtube.com/watch?v=izZPJPZTlcI），还有 2012 年的一部根据真人真事改编的电影《亲密治疗》（*The Sessions*），讲述了患脊髓灰质炎的残障者与一名专业性工作者之间的故事，以及另一部名为《轮椅上的性，残障者的爱》（*Wheelchair Sex & Disability Love*）的电影（www.youtube.com/watch?v=RXCBMuRpjl4）。还有两部影视作品着眼于残障与性的积极面：关于罗斯福总统的《总统别恋》（*Hyde Park on Hudson*）（2012）和一部关于双臂截肢者的法语电影《锈与骨》（*Rust and Bone*）（2012）。另外，有两篇关于残障与性的电影评论可以参考（Byrd & Elliot, 1985；Harris, 2002）。此外，还有一些很不错的网站同样也可以参考，包括针对残障者的两个网站（www.facingdisability.com 和 www.teachingdisabilitystudies.com）。还有一个面向所有人提供性教育信息的网站（www.sexualhealth.com），以及贝勒医学院残障女性中心的网站（crowd@bcm.edu）。

最后，还有一些阅读材料可以查阅。例如有一本书虽然有点旧了，但是很值得推荐，那就是《残障与慢性病者的性功能：健康专家指南》（*Sexual Function in People with Disability and Chronic Illness: A Health Professional's Guide*；Sipski & Alexander, 1997）。还有一本杂志，专门讨论了这个主题，它的名字是《性与残障》（*Sexuality and Disability*）。我还推荐新版的《我们的身体，我们自己》（*The New Our Bodies Ourselves*）中关于残障女性的章节（Phillips & Rakusen, 1989）。在美国，全国性的服务残障社群的组织也经常出版一些小册子或手册，例如《男脊髓损伤者的性功能》（*Sexual Function for Men After Spinal Cord Injury*；Craig Hospital, 2015）和《女脊髓损伤者的性》（*Sexuality for Women with Spinal Cord Injury*；United Spinal Association and University of Alabama Model SCI System, 2007），这些也都可以参考。有兴趣的读者可以进一步登录相关网站，下载这些资料，而且这些网站上还有很多可以参考的其他内容。

下面提供一个案例。在这个案例中，治疗师基于对来访者与其女友稳固关系的评估，积极地给予来访者一些建议，去推动来访者主动和女友探索他们之间的性行为，因为他们拥有稳固的关系，所以对于这样的探索可能会带来的一些挫败与风险是较能承受的。

> 罗伯特是一名30多岁的希腊裔美国男性，非常有魅力。他有睾丸和下腹疼痛的问题，可能和血管有关。在进食或进行性行为时，他经常疼痛。
>
> 他和前一个女友分手的原因，就是他在性生活的过程

中以及结束后都会感到非常疼痛，于是双方最后就根本没有性生活了。而现在的女友和他在一起，虽说是因为双方的匹配度很高，而不是因为性，但性生活的缺失也逐渐成为一个问题。他的现任女友会怀疑自己没有吸引力，也在亲密关系中感到被拒绝。即使她知道这不是她自己的问题，但还是会有这些感受。治疗师询问了双方除了阴茎插入的性行为之外还可以进行哪些性行为，并着重关注女友的需求。罗伯特一开始抱怨说是因为他们双方都住在自己的父母家里，很少有机会可以进行那么私密的事情。后来治疗师问了一个假设性问题：如果他的性交不会受到疼痛的影响，那他会怎么解决这个没有私密空间的问题？罗伯特笑着说，他会在车的后座、田野里或树林里找到一些地方。于是他开始意识到，其实那不是根本问题，最重要的是他如何找到方法应对疼痛，进而能够和女友进行舒适的性行为。此外，治疗师也提供了一个建议：射精后尝试在疼痛部位冷敷，看看是否能减轻疼痛。

残障父母

在美国，大约有 1500 万~2000 万 18 岁以下儿童是由残障父母抚养长大的（Olkin et al., 2006; Preston, 2012）。虽然数据不是很精准，但是由小样本调查数据可以推断出，在美国所有 18 岁以下儿童中，大约有 15% 拥有残障父母（Preston, 2012）。如果分别对比的话，非残障儿童拥有残障父母的比例是 13%（Preston, 2012），而残障儿童拥有残障父母的比例是 33%（Avery & Hogan, 2007）。不同残障类型的人成为父母的比例也有差异。研究显示，感官障碍者更有可能养育下一代（Preston, 2012）。

数据显示，如果家庭中的父母有残障，那么这个家庭接受临时经济援助的可能性就更高（Sweeney, 2000）。其中，至少有五分之一是身体有残障的父母，而占比更高的是有精神障碍（包括重度抑郁症、创伤后应激障碍或广泛性焦虑障碍）的父母。一般来说，有残障父母的家庭与其他家庭相比，最明显的差异就是经济方面的（Preston, 2012），因为残障父母的失业率可能是非残障父母的两倍多。即使残障父母有工作，他们的家庭收入通常也比其他家庭要少 1.5 万美元左右（Olkin et al., 2006）。有一项美国有史以来最大规模的针对残障父母的调查研究指出，残障父母最需要援助的是陪小孩玩、拥抱或移动小孩以及带着孩子出行（Toms Barker & Maralani, 1997）。另外，调查也显示，他们面临的社会障碍也很多：32% 的人有受歧视的经历，14% 的人承受过绝育的压力，13% 的人有过堕胎的压力，15% 的人曾经历过他人要强行将他们的孩子带走。要注意的是，这个研究样本中，身体障碍者较多，而且参与研究样本的人的教育程度也较高。若是其他类型的残障者或经济地位更低的残障者，有这些问题的概率就更高了。

大多数情况下，残障女性都是能怀孕且足月分娩的，而残障男性也能够产生精子，所以不用怀疑残障者是否具有生育能力。相比担心残障是否影响了生育，不如考虑怀孕和分娩对残障的影响（尤指女性）。有一些残障类型，例如多发性硬化症患者，实际上反而会因为怀孕而有所好转。而对于有些行动不便的残障类型，怀孕则会给残障者带来体重增长的额外负担。另外也有一些残障类型，怀孕可能会让其有生命危险，例如患有胰岛素依赖型糖尿病的人。数据表明，残障女性往往比非残障女性更晚生育（Olkin et al., 2006；Preston, 2012）。例如，有一项研究对比了残障女性和她们的女性朋友之间的生育率：非残障的女性朋友是 51%，而残障女性只有 38%（Nosek, 2001）。还有一项研究对比了残障女性和非残障女性第一次怀孕的平均年龄：非残障女性是 36 岁，而残障女性是 39 岁（Preston, 2012）。更晚怀孕是更危险的，这也加重了对残障者的影响。

在专业文献中，残障父母通常被认为是不合格的，甚至是会对后代造成伤害的，这主要是因为这些研究大多基于残障的医疗模式（Kirshbaum, 2000；Kirshbaum & Olkin, 2002）。研究者常常会把残障与疾病，急性与慢性，以及认知残障与身体残障混为一谈，而且经常过度概括从某个残障类型出发而得出的研究结论，而不同残障类型之间的差异却往往被忽略了。例如，有篇题为《为人父母的残障者：问题到底出在哪里》的文章其实仅仅探讨了有智力障碍的父母的问题而已（Reinders, 2008）。我们还可以在很多文献中看到类似的过度概括问题（Kirshbaum, 2000）。但实际情况是，比起非残障父母，不同的残障父母之间存在的差异是不容忽视的（Hogan, Shandra, & Msall, 2007）。不过在经济水平低的家庭或单亲家庭中，这一差异会较小一些。

在此，我想简要总结一下针对残障父母的现有研究存在的一些问题（Kirshbaum & Olkin, 2001）。第一，研究者在将残障设定为自变量来探讨时，没有充分考虑其他变量的影响，例如残障儿童的受虐率、残障父母的就业率和经济地位等。第二，同一个类型的残障者之间的差异被忽略，甚至不同残障类型之间的差异也被忽略，例如将智力障碍的有关研究结果推及整个残障群体。第三，残障父母因其身心特殊性而经常在社会上遇到的障碍没有被考虑到，例如盲人父母如果需要很好地追踪孩子的学习情况，就需要校方提供盲文材料。第四，研究者经常将相关关系扩展至因果关系，例如某些因素的确和残障有关但却不是残障造成的。第五，导致父母残障的原因有时是创伤性的，但却没有被说明，例如车祸等情况。第六，残障父母的孩子经常被预设为父母化，也就是承担了超出他们年龄的家庭责任。下文将详细讨论这一点。

以下是我和我的一名同事曾经发表的观点（Kirshbaum & Olkin, 2002）：

> 成为父母是残障者面对社会污名与偏见的最后一个战场。研究指出，不管是他们成为父母的权利还是能力，都受到了社会污名与偏见的影响。美国曾对近 1100 名残障父母进行全国性调查，结果发现约 15% 的父母曾经被迫与孩子分离。另外，某项调查显示，在 300 多名心理专业的大学生中，居然有 7% 的人认为残障者不应该成为父母。对残障的污名似乎影响到了残障者的生育权，因此，关于残障者为人父母的合法权利，特别是对孩子的监护权，已经成为残障平权的一个基本问题。这一点提醒了研究者们要注意研究残障父母的适当性和文化敏感性，特别

是要留意研究结果是否会被滥用于危害残障父母这一弱势群体的权利。

残障父母的子女通常会被认为在家中要扮演一个"照顾者"的角色（Prilleltensky, 2004）。这也就是说，相对于其他家庭，他们在家中的角色可能被预设为与父母交换，或者说是父母化。对于父母化这个问题，我认为可以进一步思考以下两点。首先，一项对比残障父母与非残障父母以及他们的子女的研究发现，虽然残障父母的子女会因父母的残障或其他原因完成一些其他子女不会做的任务，但是他们的残障父母也会在其他地方进行弥补，所以总体而言，两组子女在家中所承担的任务是相等的（Olkin et al., 2006）。其次，治疗师可以进一步评估残障父母的子女承担的具体任务内容以及它们是否是适度的。为此，我设计了一个由13个方面组成的系统性评估工具，供大家参考（见专栏12-2）。

**专栏12-2　评估子女为残障父母承担任务时
须考虑的13个方面**

1. 被要求执行该任务的子女的年龄及其发展水平。
2. 该任务本身的性质，包括难度、耗时和令人不快的程度等。
3. 该任务的象征意义，例如给异性父母提供如厕或与性生理相关的协助。
4. 执行该任务时，是否会给残障父母带来疼痛或不适？
5. 该任务必须被执行的频率。

6. 该任务是否只有某个子女可以协助，以及该子女是否是主要负责人？

7. 不执行该任务的后果，例如危及生命或其他可怕的后果、疼痛或不适以及行动不便等。

8. 子女执行该任务时所能得到的支持。

9. 执行任务的子女与父母的关系。

10. 其他家人的角色是什么，是否只有某个子女能执行该任务？

11. 执行任务的时间是白天还是晚上？

12. 需要该子女完成的任务总量。

13. 该子女执行任务后会得到的好处。

关于残障父母的文献还指出，他们更有可能被剥夺对子女的监护权。有学者研究了一些心理学家是如何评估残障父母离婚案件中的监护能力的，结果表明，受访者中有 70% 曾经做过类似评估工作，但 85% 都表示没有受到过专门针对残障父母监护权问题的评估训练（Breeden, Olkin, & Taube, 2008）。而在评估工具方面，使用的测试内容、程序和参考标准都没有根据残障群体的特点来做调整，这就使得评估结果并不能真实地反映他们的养育能力。我在对澳大利亚有关离婚子女监护权的庭审案件进行回顾后发现，残障父母的案件占 29.5%（主要为精神障碍者和智力障碍者），但其子女监护权被法庭剥夺的比例远远高于这个比例（尤其针对智力障碍的父母），这表明庭审结果与父母是否为残障者存在显著的相关性（Llewellyn, McConnell, & Ferronato, 2003）。另一项对比澳大利亚和英国的这一情况的研究发现，英国的情况更糟糕（Booth & McConnell, 2005）。而在美国，类似的数据是，具有智力障碍的父母被剥夺监护权的比例大约是40%~60%（Preston, 2012）。针对这一现象，加拿大魁北克的一项研究进一步探讨了患智力障碍的母亲失去监护权的原因，结果发现，原因主要是收入较低、能与社会互动的机会较少、对所接受的服务的满意度较低以及孩子年龄较大等，而不是健康水平低、残障适应度差、社交网络窄或孩子的行为等。这表明，母亲的智力障碍本身并不是判断监护权的决定性因素（Aunos, Goupil, & Feldman, 2003）。

也有为数不多的文献会以积极的视角研究与残障父母相关的主题。一项研究对比了具有相同经济地位的残障父亲（脊髓损伤者）和非残障父亲与他们的子女的关系（Buck & Hohmann, 1981）。结果发现，有脊髓损伤的父亲更善于在言语和肢体层面与子女进行情感互动，他们的子女对其的态度也更积极。还有其他一些研究发现，残障父母解决问题的能力更强，对残障的态度也更加积极（Preston, 2012）。

最后，我鼓励治疗师对现有的关于残障父母的研究结果保持批判性的态度，并像接待其他来访者一样去认识你的残障父母来访者。与接触其他父母一样，最重要的是要搜集家庭中是否有虐待或忽视儿童、物质滥用、与子女分离以及其他有关儿童的重大事件或创伤经历等情况的资料。另外，询问父母们的残障是如何发生的，或在生育子女和抚养过程中残障状态的变化也是很重要的。这些因素对养育子女的影响都比残障本身更大。

本章讨论问题

1. 当前对残障儿童及其家庭的研究范式发生了哪些转变？

2. 残障前婚姻和残障后婚姻有什么区别？

3. 去找一篇关于残障同志伴侣的研究文献，要求是不包含与艾滋病相关的内容。

4. 奥尔金等人（2006）的研究中两个重要的发现是什么？

5. 请使用专栏 12-2 来评估以下任务：一位盲人家长让 8 岁的儿子看药盒上的处方。

第十三章
D-AT 应用案例：山姆

本章会示范如何使用 D-AT 的九个模块来研究山姆这个个案。我们的目标是，针对山姆提出的主诉，既不夸大也不低估残障在其中的作用，提出一个恰如其分的个案概念化方案。建议大家可以先通过第三章来回顾山姆这个案例，也可使用表 13-1 来帮助你整理笔记。

表 13-1　D-AT 个案概念化记录表

D-AT	内容	记录
1	残障现状	
2	个人发展史	
3	残障模式	
4	交叉背景	
5	残障文化与社群	

D-AT	内容	记录
6	微歧视及其影响	
7	社交与友谊	
8	情感处方与禁令	
9	家庭与亲密关系	
	解决方案	
	治疗目标	

D-AT 模块一：残障现状

　　山姆的日常生活受到很多来自残障的直接或间接影响。首先，由于长年使用拐杖，他的一个肩膀和后背经常感到疼痛。然后，他那条受脊髓灰质炎影响较大的腿也经常肿胀。他只能一直穿着弹力袜，而且需要每天将腿抬高两次。另外，这条腿的两个脚趾之间很容易感染，这一点无法根治。一旦感染，处理不当又会导致全身感染，那就需要注射抗生素来治疗了。为了让这两个脚趾透气，他只能将弹力袜剪掉一部分。而且，当他的腿脚肿胀或感染的时候，他就不能使用腿部支架，那会让他在行动上受到很大的限制。山姆外出主要依靠电动轮椅或者代步车。他也有一辆带有升降设备的厢型车。但它们经常出问题，而且维修需要很长时间。他的住所虽然有升降椅，不过也是需要每年都更换一次。

　　山姆的日常生活也包括了对疲劳的管理。一般情况下，他每天只安排一件事情，例如与医生预约、进行治疗或游泳锻炼。周末的时候，如果山姆与伴侣一起活动，那么周一可能就需要休息一整天。有时候，山姆也无法参加与家人或朋友的聚会，不是因为担心容易疲劳，就是因为聚会场地不方便他进入。在治疗中也是如此，山姆因为身体疲劳或者情绪原因，会主动提出需要休息。

而未来，残障会如何发展，又会给山姆带来什么新的挑战呢？这些尚不明确。即使他有医疗保险，也不足以保障未来。例如，由于申报流程很缓慢，山姆常常会遇到类似无法及时买到轮椅的情况。相关辅助工具的维修也是个不确定的问题。一方面，保险流程很长，另一方面，可以选择的维修点也很有限，而且那里因工资太低总是人力不足。山姆的疼痛与疲劳的问题，即使未来不加剧，也还是会持续下去。他还要时刻留意不能跌倒。另外，如何减少脚部感染的程度与次数也是他未来需要关注的问题。

D-AT 模块二：个人发展史

山姆在 2 岁时得了脊髓灰质炎，因为妈妈要在家照顾另外两个孩子，所以山姆一个人住院治疗。他家和医院的距离大约有 5 个小时的车程。山姆多次想要逃离医院回家，结果有一次从床上试图爬出来的时候，被床单缠住了，挂在了床边，当时的他感到很孤立无助。这一事件也让他产生了"我将被抛弃""我将孤独终老"或"我终将孤零零地死去"等核心信念。而当现实中他的初恋将他抛弃在异国他乡时，这些核心信念被进一步强化了。

另外两个他的早年记忆也非常关键。第一个是即使患了脊髓灰质炎，他还是被要求在任何事情上都要和其他同龄人有一样的表现。第二个是他不被允许哭泣和抱怨。从这些早年经历中，山姆学习到，要尽量隐藏自己的残障状态。因此，他因能力限制、身体疼痛或跌倒而产生的情绪也都被隐藏了起来，从没有得到过讨论。

D-AT 模块三：残障模式

山姆在医疗模式和道德模式的环境中长大。首先，在残障方面，环境告诉他，脊髓灰质炎是一种要尽量去治疗和克服的疾病，所以即使能够使用轮椅来提高行动效率，他也要尽可能地用双腿走路，而不是使用轮椅。而在道德层面，他的残障不允许被公开讨论，那被认为是羞耻的事情。山姆也一直被要求像一个普通孩子一样长大。另外，让事情变得更复杂的是，在性取向方面，山姆也同样受到道德模式和医疗模式的影响。他的母亲对他的同志身份持否定的态度，并要求他去接受治疗以改变性取向。

到了大学阶段，山姆接触到了社会模式，包括残障领域和性少数领域。他参加了同志平权运动，并且开始以同样的角度思考自己的残障者身份。虽然他的理性开始倾向于残障的社会模式，但是感性上他还是处于道德模式和医疗模式中。可以参见图 13-1 和图 13-2 来对比山姆实际的残障模式和山姆期待的残障模式。正是这之间的冲突，让山姆感到不适。

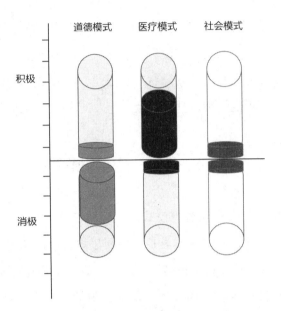

图 13-1　山姆实际的残障模式

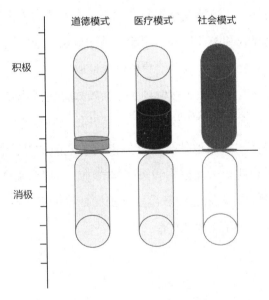

图 13-2　山姆期待的残障模式

D-AT 模块四：交叉背景

山姆是一名受过良好教育的白人男性。他对他的优势身份给他带来的既得利益以及他所享有的特权并没有清晰的认知。例如他拥有的大学学位让他能够获得一份不错的白领工作。后来因为身体原因，他又可以享有提前退休的特权与福利。另外，他也很难理解他的伴侣为了赚钱而想要尝试小狗寄养的创业项目。

同志身份让山姆开始意识到性少数群体在社会上的边缘化现状。他也将这些意识应用在他自己的残障者身份上，并逐渐认同自己属于残障群体的一员。不过，这与他对同志身份的认同程度还有一些差距。他生长于弘扬辛勤劳动与情感含蓄的美国中部农业文化中，前者让他因为提前退休而感到羞愧，后者则让他不知道如何表达因残障而产生的情绪。

D-AT 模块五：残障文化与社群

山姆拥有一个残障性少数社群，但是他只会在里面分享关于自己生活的积极面。这可能与他从小不被允许抱怨有关。他对自己目前居住地的无障碍情况非常了解。但矛盾的是，与残障相关的事情会吸引他的注意力，却又让他感到厌恶。他没有参加任何正式的残障组织，例如加州残障者权利协会。他曾经参加过当地的脊髓灰质炎患者支持团体，但是后来再也没去过了。他觉得那边只是"一群郊区的老女人在对你指手画脚"。山姆会和自己同样患过脊髓灰质炎的朋友一起阅读和讨论残障相关的书籍，例如从残障的视角去探讨罗斯福的传记。相比之下，其实他更能融入同样是少数群体的同志文化与社群，这可能是因为同志社群相对开放且在当地有比较多的团体资源。

D-AT 模块六：微歧视及其影响

山姆每天都会遇到针对他残障身份的微歧视（而关于同志身份的很少），这对他的情绪状态产生了很大的影响。例如，虽然他学会了每天外出散步两次来应对抑郁，但是人行道多被他人占据，且路边的出入口也经常被货车堵住，这反过来又增加了他的负面情绪。再比如，他在进入商店时，也常遇到门很重而很难推开的情况。即使是他自己家里，也充满了各种障碍。因为他的伴侣搜集了很多东西放在家里，导致家里非常杂乱，山姆只能在家里使用拐杖和助行器而不是轮椅，以防跌倒。他家住在二楼，但是电梯经常出问题，如果是发生在周末或晚上，业主委员会会因为这个时间的维修费较高而拖延处理。山姆为此事也多次和他们大发雷霆。此外，维护两台轮椅、一台代步车、一辆箱型车、一把升降椅以及一套腿部支架，需要他付出很多时间和情绪能量。山姆心情不好的时候，对这些微歧视会更加关注，而且更加难以忍受。

D-AT 模块七：社交与友谊

山姆的大部分社交活动都集中在与他的伴侣以及与其他一些男同志伴侣的圈子中。而且他每个月都会参加同样是患过脊髓灰质炎的男同志团体，并会与这类朋友通电话聊天。山姆也曾加入过一个教会，但因为那个教会所处地点的无障碍情况非常差，因此他和教会的人闹掰了，后来就再也没去过。那是一次重要的关系破裂事件。再后来，他花了一些时间重新找到一个教会加入。虽然每周日他都会在这个教会里待上半天，但是却没有交到什么朋友。只有一个精神障碍者与他走得比较近。这段关系一开始让他感到很矛盾，因为那个朋友非常需要精神支持，但山姆一方面想要帮助他，另一方面又觉得对方要得太多了。所以后来他逐渐远离了这个朋友，这也是一个他学习如何划定人际界限的过程。一天之中，山姆最期待的就是伴侣回家的时刻。但是他的伴侣实在太忙了，这让他经常体验到被抛弃的感觉。当他感到沮丧或状态不好的时候，他就会不断反刍被抛弃、不配得到和会孤独终老这类的感受与想法。

D-AT 模块八：情感处方与禁令

山姆最初表现出的问题是抑郁和愤怒，经过治疗后，这些问题仍有一些残留。虽然抑郁的时间大大缩短了，愤怒的次数也减少了，但他每次愤怒发作之后的羞耻感和内疚感还是会持续一两天（过去是四五天）。另外，当他大发雷霆的时候，他会变得很不理性，也很没有同理心，不能理解他人，也不能预估行为后果。

另外，山姆努力维持着一个积极的正面形象。每年在准备圣诞卡片的时候，他都要在想到很多可以分享的好事情之后才开始动笔写。他在残障男同志团体里从未说过他的抑郁和愤怒问题。他似乎内化了"要成为一个坚强且乐观的残障者"的想法，因此那些关于歧视和社会障碍问题让他产生的困扰，对他来说是不能表达的。于是当他真的感受到自己因为那些问题而产生抑郁或愤怒的情绪时，他就会觉得很可耻。最终他每天都挣扎在"要坚强，但又感到抑郁或愤怒，并为自己感到羞耻"这样复杂且强烈的情绪漩涡中。

D-AT 模块九：家庭与亲密关系

山姆和埃迪的亲密关系持续了很久，且比较稳定。他们在几年前结了婚。虽然如此，山姆还是有不安全感。他会担心自己的伴侣因为一些小事抛弃他，也不敢在婚姻关系中好好做自己。另外，他的伴侣埃迪对山姆在家中以及日常生活中所遭遇的挫折不太能同理。但当山姆受伤卧床或者住院接受治疗的时候，他还是非常体贴的。他们彼此之间没有什么性沟通，性生活很少，山姆也不会主动表达特定的需求。山姆很难对他人完全敞开心扉，他也觉得不管在哪里，自己都好像隐藏了一部分真实的自我。尽管如此，山姆还是拥有一些长期且忠诚的友谊。

总结

山姆的脊髓灰质炎后遗症比较严重，包括容易疼痛、疲劳和感染，并且活动受限。他的童年经历教会了他要对外隐藏自己的残障，表现出积极向上的姿态。他的核心信念是：他终将被抛弃，独自死去。他实际认同的残障模式和他所期待的相差甚远。尽管他是一名受过良好教育的白人男性，曾经拥有一份好工作，但他仍然因为他的同志身份和残障者身份而失去了很多权利，因此他觉得他并没有享受到什么特权。虽然接触了残障社群与文化，但是山姆并没有找到一个地方能够让他放下假装坚强的面具，也并没有成为一个可以和残障好好相处的人。在行动方面，山姆也面临着很多障碍，这些障碍让他无法经常去朋友家拜访，也让他在想要参加更多社交活动时受到限制。当他无法进入一个地方或者别人没有考虑他的残障需求的时候，山姆就会难过或者生气，但他又不会主动提出请求。山姆一直努力想要成为他母亲期待的样子，但在这个过程中，他持续经历着抑郁、焦虑、愤怒与羞耻的多重折磨。即使在最亲密的关系中，他也无法和他的伴侣完全展现真我。这很大程度上是因为他担心真实的自我不会被爱，而是会被抛弃。

个案概念化

山姆在不同的人面前表现出不同的人格，基本上没有人真正地了解他。他可以对同志身份开诚布公，但对残障者身份不行。他可以接受残障的部分，但无法与他人抱怨。他可以和人很亲密，但必须隐藏自己的某部分真实自我。他的核心信念是："如果被人看到我的全部，一定不会有人喜欢我。"因此，为了避免被抛弃，他必须对所有人隐藏自己的某个部分。另外，他害怕被抛弃的同时，又总是无意识地通过愤怒来制造被抛弃的情形，这种矛盾与冲突就是他的焦虑与抑郁的源泉。愤怒的时候，他处于施虐的状态，而抑郁的时候，他又进入了认为自己活该被抛弃的受虐状态。这让他在行动和情感层面都受到压制。

虽然山姆认为一个异性恋女治疗师不可能完全理解他，但是在治疗中，山姆还是能够比较充分地展现真实的自我。治疗的重点目标是提升他的情绪调节能力、处理他的不合理的核心信念、增强其应对微歧视的能力以及通过促进真实表达来提升关系中的亲密度。

评论

当然，非残障者也有可能与山姆有相同的问题模式。那么，残障在山姆这个案例的概念化与治疗计划中，扮演了什么样的角色呢？残障肯定疗法的框架提供的是一个多元文化视角的评估方法。通过这样的评估，我们可以看到残障如何贯穿山姆的个人发展史，例如他早年因残障与父母分离的经历，以及他因被期待与非残障子女一样表现而产生的压力。再比如，我们可以看到，疲劳与疼痛、遇到的各种微歧视以及因无障碍问题而受到的行动与社交限制，是如何对他的日常生活和社会互动产生严重影响的。

由于残障和山姆的核心信念不断交互，导致他的问题更复杂，也更难解决。例如，在处理山姆认为自己终将被抛弃这一不合理信念的过程中，他可能在现实生活中正经历着因疲劳而不得不缺席聚会、因无障碍问题而不能去拜访朋友或只能在篮球场边看着同性伴侣打球等一些让他感到自己被冷落和被抛弃的事情。这些事情会强化他不合理的核心信念，使得松动的过程出现来回反复的情况，十分困难。

让我们再来拿山姆认为"没有人会喜欢自己"这一信念举个例子。山姆会因为残障而每天遭遇一些微歧视，这不断提醒他拥有"二等公民"身份。这些提醒会让他产生愤怒感，进而让他做出一些不当行为，做出这些行为之后他又会产生羞耻感，这就形成了一个循环。这个循环的不断重复强化了他关于"没有人会喜欢自己"的信念，因而松动和改变这个不合理信念就变得非常困难。心理治疗或许可以帮他提升应对压力的能力或提高他对微歧视的耐受度，但我认为最重要的是和山姆讨论如何选择并决定去和哪一些微歧视类型进行抗争，以及如何应对的具体方法。

我们从山姆的案例中看到，虽然他的问题可能与其他许多非残障来访者相似（例如拥有不会被喜欢和会被抛弃的核心信念），但是残障的现实给这些问题增加了很多复杂性和独特性。因此，与山姆的心理治疗工作如果不纳入残障这个维度是很难生效的。残障肯定疗法的框架引导我们认识到，残障将是个案概念化和治疗的一个重要部分，甚至是主要的部分。虽然每一个残障者的情况都不一样，但是如果不系统评估残障对其的影响，就不知道残障到底对个案概念化和治疗过程有多大影响。因此，残障肯定疗法的框架可以在方法论层面，给所有为残障者进行治疗的治疗师提供一个系统性评估工具。

这里对山姆的案例报告主要集中在治疗的前三年。而在治疗的 5 年后，山姆的问题解决能力、情绪调节能力、边界设定能力和处理微歧视的能力都有了显著提升，并且他逐渐减少了进行心理治疗的频率。这表明，将残障肯定疗法的九个模块纳入残障来访者的个案概念化与治疗过程中，可以使治疗更具文化敏感性、更适用于残障群体。山姆的案例属于时间较长的治疗，而对于相对较短的治疗，同样可以用残障肯定疗法来为残障者及其家庭提供更合适的服务。

本章讨论问题

1. 请仔细填写表 13-1，并与他人讨论结果。

2. 在山姆的主诉问题中，以及他与治疗师和同性伴侣的关系中，残障的影响到底有多大？为什么？

3. 如果山姆的治疗师是非残障者，那么会有什么不同？请尽可能详细说明。

译者后记

  中国的残障人口有近一个亿，但与之相关的心理咨询与治疗著作竟连一本都难找到。因此，在 2018 年我通过加拿大心理咨询师刘畅得知本书时，感到万分欣喜。我觉得这本书不仅能为临床专业人员提供一个为残障来访者工作的参考框架，还能引领我们批判性地重新认识残障。这样的著作在国内心理咨询与治疗领域中非常稀缺。

  而实际上，随着我国残障事业的发展，残障者的权益得到了更广泛的保障，有越来越多的残障者开始有了心理咨询与治疗的需求。有人尝试着找到了自己的心理咨询师，但有更多的人找不到合适的心理服务资源。我身边的残障朋友也经常找我介绍适合的心理咨询师。可是在 2018 年左右，我根本找不到对残障友善的心理咨询师来进行转介。我经常听到的回复是："不好意思，我没有接触过残障朋友，还是去找找特教／社工／医疗资源吧！"这样的拒绝看似很无道理，但我也无力反驳。毕竟过去的社会环境给予残障者现身的机会太少了。如果心理咨询师没有任何准备，要突然面对一个残障来访者，那么他们可能会产生一些压力，这并不有利于临床工作。而那些曾经接受过心理咨询或心理治疗的残障伙伴，在和我聊到他们的经验时，也经常提到他们的心理咨询师不理解"残障经验"的问题。那些心理咨询师对于残障的认知模式与残障来访者可能是有冲突的。这就会导致咨询或治疗关系的危机，甚至是关系断裂。

这就要说到本书的"肯定"二字。传统上，我们将"残疾"视为不好的、需要避免的，因此残障者在社会中才会经常遭遇他人的恶劣态度或在环境层面受到排斥。即使是心理咨询师这类的助人工作者，如果其内在也抱持着这种"残障不好"的"否定"态度，那么就算咨询师表面上再努力展现出关爱、利他甚至平等的姿态，也还是难免会给残障来访者带来伤害。因此，在这个时代，在心理学专业领域，我们是多么需要这样一本书来帮我们更新对残障的认识，树立新的残障观念啊！

遇到本书之后，我第一时间与残障社群中的心理咨询师朋友们分享了本书的信息，而且立刻得到了王玄、余静和郑璇等残障心理咨询师的响应，可惜我当时还没有联系到适合的出版社能够让我们翻译本书。于是，大家就自行组织读书小组和翻译小组。每一个人都被本书深深触动，且开始尝试应用书中的理念并彼此持续保持交流。直到2023年，我通过北京的绿豆认识了华夏出版社的两位编辑，得知华夏出版社非常支持残障类书目的出版，我就向他们极力推荐了本书。结果，很荣幸地，我被鼓励来尝试翻译本书。这是我第一次正式地翻译书籍，心中甚是惶恐。还好有经验丰富的编辑和身边的朋友支持着我，帮我解惑答疑，才使得翻译工作最终如期完成。译作仍显稚嫩，且有关残障的用语较为复杂，多次请教社群后大家的意见也并不完全统一。因此，若读者朋友发现书中的纰漏，请不吝赐教！有关残障语言的使用本身也是一种批判性运动，所以很期待听到读者朋友们的意见和想法。

回想起来，2015 年时，我在北京询问临床心理学专家徐凯文老师是否有关于残障心理工作的相关专业资源推荐，他当时的回复很迅速，也很简短，就是"没有"两个字。但他鼓励我去开拓，因为他认为这个方向很重要。果不其然，在这 10 年中，我也仍然没有在国内看到有关于残障心理咨询与治疗的著作出现。在心理专业的培养系统中，咨询师们对于残障的认识仍然停留在传统的医疗模式中。即使后现代和女性主义思潮正在更新国内心理咨询的视角，但咨询师们依然对残障议题有所忽视。因此，本书可能是国内第一本聚焦于残障者心理专业服务的读物，希望能在理论与实践层面都助力于中国的残障事业与心理行业的发展！除此之外，本书也对康复心理学、社会工作、特殊教育等领域有着重要的价值与意义。

最后，本书提供的是一个概念化模板，并非关于治疗技术的指南，建议各位读者按照自己原本的工作方式来纳入"残障肯定"视角与这一概念化模板。有关残障的前沿知识也鼓励读者进一步搜索资料，例如关注残障相关的自媒体账号，或浏览相关网站（可参考

"残库"：www.canku.org.cn）。

我本人也是一名中途失明的全盲视障者。在我学习心理咨询的近20年中，我的残障与专业经验不停交织，最终在本书的翻译过程中第一次很好地融合在了一起。虽然本书的背景是基于西方社会的，但在我们东方社会中也有着非常相似的残障心理结构。例如，本书提到的传统残障模式以及人们常有的偏见与歧视及微歧视都和我经历的很多事情相吻合。特别是书中提到的一些对待残障来访者的错误方式，也让我不停地感叹"就是这样的！"当然，我们的社会与书中的社会也有差异性，例如，集体主义的文化孕育了更为本土的残障观念与应对方式，东方的宗教文化也富含着对残障这一现象的独到见解与智慧。这些内容也期待能够有更多的专业人员去关注与扩展。

总之，这本书的翻译过程汇聚了与很多人的缘分，现在也邀请你一起加入残障社群的盟友圈，共同为创造一个更多元和友善的社会环境而持续努力！

朱浚溢

2024 年 8 月

北京市版权局著作权合同登记号：图字 01-2024-5697 号

图书在版编目（CIP）数据

残障肯定疗法 / (美)罗达·奥尔金 (Rhoda Olkin) 著;朱浚溢译. —— 北京:华夏出版社有限公司, 2025.1

书名原文:Disability–Affirmative Therapy: A Case Formulation Template for Clients with Disabilities

ISBN 978-7-5222-0629-5

Ⅰ. ①残… Ⅱ. ①罗… ②朱… Ⅲ. ①残疾人—辅助疗法 Ⅳ. ① R459.9

中国国家版本馆 CIP 数据核字（2024）第 019029 号

残障肯定疗法

著　　者	[美]罗达·奥尔金		
译　　者	朱浚溢		
策划编辑	朱　悦　陈志姣	**版权统筹**	曾方圆
责任编辑	陈志姣	**责任印制**	刘　洋
营销编辑	张雨杉	**装帧设计**	李静怡

出版发行	华夏出版社有限公司	
经　　销	新华书店	
印　　装	三河市少明印务有限公司	
装　　订	三河市少明印务有限公司	
版　　次	2025 年 1 月北京第 1 版	2025 年 1 月北京第 1 次印刷
开　　本	880×1230　1/32 开	
印　　张	9.5	
字　　数	240 千字	
定　　价	59.80 元	

华夏出版社有限公司　地址：北京市东直门外香河园北里 4 号　邮编：100028
网址：www.hxph.com.cn　电话：(010) 64663331 (转)
若发现本版图书有印装质量问题，请与我社营销中心联系调换。